U0276740

"志玲博士" 在线解答

儿童用药的
热点问题

李志玲
编著

上海科学技术出版社

图书在版编目（CIP）数据

"志玲博士"在线解答儿童用药的热点问题 / 李志
玲编著. -- 上海 ：上海科学技术出版社，2021.6
　　ISBN 978-7-5478-5320-7

　　Ⅰ. ①志… Ⅱ. ①李… Ⅲ. ①小儿疾病－用药法－问
题解答 Ⅳ. ①R720.5-44

中国版本图书馆CIP数据核字(2021)第068394号

"志玲博士"在线解答儿童用药的热点问题

李志玲　编著

上海世纪出版(集团)有限公司
上 海 科 学 技 术 出 版 社　出版、发行
(上海钦州南路 71 号　邮政编码 200235　www.sstp.cn)

浙江新华印刷技术有限公司印刷

开本 787×1092　1/16　印张 10
字数：140 千字
2021 年 6 月第 1 版　2021 年 6 月第 1 次印刷
ISBN 978 - 7 - 5478 - 5320 - 7/R · 2296
定价：52.00 元

本书如有缺页、错装或坏损等严重质量问题，
请向工厂联系调换

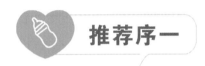

儿童用药　健康相伴

我国儿科领域泰斗苏祖斐教授曾经说过，为孩子的健康服务是太阳底下最有爱心的事业。

儿科也被称为"哑科"，这是因为儿童的理解能力、表述能力还不完善，情绪也不稳定，想要正确地分析和判断儿科疾病，医生必须特别细心。儿童也是最可爱的人，有勃勃的生机和最富有感染力的笑容。上海市儿童医院不断把关爱儿童健康成长落在实处，医务工作者都把"为儿童服务就是幸福"牢记心中。

作为中国第一所儿童医院，上海市儿童医院有着 80 多年的历史，近年来一直率先探索互联网医疗。一方面通过网上预约、线上支付，实现便捷就医；另一方面开展线上咨询、科普，回应家长需求。2020 年 2 月 28 日，上海市儿童医院成为上海第一批挂牌互联网医院，家长们足不出户就能实现慢性病和常见病的问诊、复诊、配药。

志玲博士是上海市儿童医院药学部的副主任，她还是我们精准医学门诊的儿科医生，是线上问诊方面身体力行的实践者。新冠肺炎疫情防控期间，志玲通过互联网给儿童提供优质的医疗服务，无论医生还是家长，都对她赞不绝口。感冒发热、疫苗接种、意外伤害……林林总总，不一而足，这些都是儿童比较常见的健康问题，也是最为疑惑的问题。更为难得的是，她甄选了有代表性的问诊案例进行总结、提炼，结集成册，我感到非常欣慰。

除了日常临床工作之外，志玲博士还一直兢兢业业地开展儿童安全用药知识科普工作。她先后获得了上海最美科普志愿者、上海"十佳"医技工作者、上海市"医苑新星"杰出青年人才、2019 年度健康传播影响力人物、首届十大网络影响力药师、上海交通大学医学院"九龙奖"、上海市"优秀临床药师"等荣誉，主持了上海市人才发展资金资助项目、上海市优秀青年临床药师人才项目等。

　　她之前出版的《"志玲博士"帮你越过儿童用药的 28 个雷区》纠正了儿童用药的常见误区,是家庭必备的好书;参与编写的《你的孩子打对疫苗了吗》则回答了家长们在儿童生长发育阶段接种疫苗的诸多常见疑问,可谓指导性和实用性兼具。这本书则是"28 个雷区"的姊妹本和补充本,我再次给予推荐。

　　相信本书能为儿童正确用药提供保障,造福儿童健康!

上海市儿童医院院长　于广军

2021 年 4 月

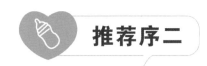

赠人玫瑰　手有余香

　　希波克拉底誓言云：健康所系，性命相托。作为一名医务人员，要时刻把患者的健康和幸福放在首要位置。每次帮助患者解决病痛，看到患者脸上露出笑容，是我们最开心的时候。我也常常在思考，怎样才能为更多的患者提供更好的服务，把健康带给每一个人。

　　2020 年的疫情给全社会都带来了极大的影响，医疗行业面临重大挑战。在那段时期，传统就医模式更是受到了巨大冲击，人民群众的医疗需求不能及时得到满足，尤其是孩子的每一个健康问题都让家长们揪心不已。

　　所幸的是，近年来我国一直都在积极探索新的医疗模式。《"健康中国 2030"规划纲要》提出"创新医务人员使用、流动与服务提供模式"；《关于促进"互联网＋医疗健康"发展的意见》提出"鼓励医疗机构应用互联网等信息技术拓展医疗服务空间和内容"。一方面是减少人群聚集的要求，另一方面是人民群众的实际医疗需求。通过在线问诊，医生给患者下达电子处方，可以很有效地满足部分病人的就医需求，同时支持了疫情防控工作。

　　最好的医患关系就是站在病人的角度去看病，互联网问诊突破了医院机构的限制，能够切切实实地以服务病人为中心，还能获得更好的诊疗氛围、融洽的医患关系。我们医生都有一句记在心里的话，叫做"有时是治愈，常常是安慰"，患者需要的不仅是便捷和有效的治疗，还需要医生关怀、诚恳的沟通态度。但是大医院"虹吸现象"明显，人满为患，很难满足患者的心理需求，往往是医生和病人都有苦难言。互联网医疗是对传统医疗服务模式的改进和创新，让固定的医生流动起来，为更多的患者服务。

　　志玲博士是临床药师，是科普大咖，还是一个执业多年的儿科医生。平时，尤其是疫情居家隔离期间，儿童疾病和用药问题数不胜数，互联网问诊极大缓解了医疗机构所面临的压力。这有赖于许许多多像志玲博士这样优秀敬业的好医生，给儿童带来了健康，给家长带来了笑容。

疫情缓解，但儿童健康仍然是一个家庭最关心的问题。这本书是第一本书《"志玲博士"带你越过儿童用药的 28 个雷区》的姊妹书，一定会不负众望，帮您解决育儿难题！

血管外科专家、张强医生集团创始人、
中国医生集团奠基人之一　　张　强

2021 年 4 月

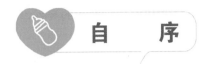

孩子用错药，家长难买后悔药

　　2020 年注定是不平凡的一年，新冠肺炎疫情的暴发从各个方面影响着人们的健康和生活。艰难的一年里固然有不幸发生，还有更多人面对生命的礼物——从准妈妈们怀孕时的紧张，到新生儿呱呱落地，有更多宝爸宝妈陪孩子一起健康成长。育儿过程就像升级打怪，家长们细心呵护着幼苗，在一次次解决问题中收获欢笑与成就。不过，原本可以顺畅解决的小问题却可能囿于疫情而不能就诊，带来了许多额外的烦恼。

　　我所工作的单位——上海市儿童医院，是一所集医疗、保健、教研、康复于一体的三甲医院，也是上海乃至国内最早进行互联网实践的儿童医院之一。为了提高健康医疗知识可及性，医院在疫情期间所构建的"互联网＋"儿童医疗健康服务系统为家长提供包括在线问诊和复诊在内的多项服务。作为上海市儿童医院的一名临床药师和儿科医师，我平时就经常解答宝爸宝妈的疑问，疫情期间更是收到无数的咨询，包括刚出生的宝宝有黄疸怎么办、感冒或者发热了吃什么药、孩子胃口不好要不要吃药、哮喘发作怎么处理等。能够得到这么多宝爸宝妈的信任，我一方面感到了压力和责任，另一方面又充满了信心。

　　育儿无小事，这些问题说来杂乱，却是家长们关心的问题。我急父母之所急，想父母之所想，检索最新的文献和资料，选择最恰当的处理方式，事无巨细地回答家长的提问和追问，也在一次又一次沟通中收获了更多经验与体会。每当收到家长们焦急的咨询"志玲博士，我家孩子……"，我感受到的都是殷殷期盼和舐犊之心；每次看见"谢谢志玲博士！宝宝终于康复了"，我感受到的都是切身的欢欣和难以抑制的骄傲。

　　目前我全网有 100 多万的粉丝，也有 20 多个微信群，有 2 万多能够直接联系到我的咨询家长，平时需要花大量的时间答疑解惑、接受咨询，虽然有点累，但是看到宝贝们开心的笑容,却是无怨无悔。

儿童成长是有规律的,一个孩子在成长过程中可能遇到的问题也是有规律的。作为一个妈妈兼药师和儿科医师,为了帮助更多的父母和孩子,我选择了平时以及疫情期间线上问诊最具有代表性的案例,进一步完善并整理成册。

我之前出版的《"志玲博士"帮你越过儿童用药的28个雷区》主要是纠正了儿童用药的常见误区;和朱剑笛合著的《你的孩子打对疫苗了吗》则回答了家长们在儿童生长发育阶段接种疫苗的常见疑问;这本书更真实而有体系,还原平时的在线问诊,环环相扣。用真实案例说话,从妊娠和新生儿期,直到学龄期和青春期,按照儿童生长发育阶段和问题类型进行阐述,囊括了儿童最常见的营养、疾病、发育、意外伤害等问题。

需要感谢的人很多,首先感谢著名母婴科普大咖、网红院长段涛教授帮我作封面推荐,感谢静脉病领域著名专家张强医生为本书作序。感谢上海市儿童医院于广军院长,一直关心帮助我成长,给了我很多学习机会,并继前一本书后再次为我的新书作序。

感谢知名育儿科普博主朱剑笛老师、药学部孙华君主任等认真审稿;感谢研究生尹雪冬、王婧在资料查阅和前期策划中做了大量工作;感谢李三妮、王菊平、解媛媛、王娜、付其垚、刘书亚等药师为写作提供大量宝贵素材。感谢上海市儿童医院的领导,感谢药学部沈阳主任药师的指导,感谢我可爱的同事们的帮助,感谢我的家人一直以来的理解和支持。所有这些,我都会永远铭记于心。

我会在科普的路上愈行愈远、愈走愈坚。

李志玲
2021年4月

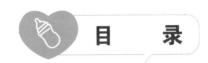

目　录

第七章　志玲博士用药锦囊 / 132

附录

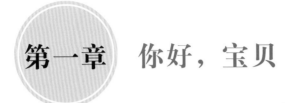

第一章　你好，宝贝

●------ 第 1 节　孕期拍片、吃药会对宝宝有影响吗 ------●

　准妈妈提问

> 志玲博士您好，我现在怀孕 4 个月了，从产检看宝宝很健康，但是我在孕一个半月的时候没有注意，去医院拍过一次胸片，会对宝宝有辐射吗？

志玲博士回答

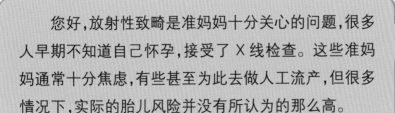

> 您好，放射性致畸是准妈妈十分关心的问题，很多人早期不知道自己怀孕，接受了 X 线检查。这些准妈妈通常十分焦虑，有些甚至为此去做人工流产，但很多情况下，实际的胎儿风险并没有所认为的那么高。

目前没有关于电离辐射致胎儿风险的高质量研究数据，我们的大部分信息来源于病例报道，以及日本原子弹爆炸和切尔诺贝利事故幸存者调查资料的外推。基于这些资料，电离辐射的潜在危害性后果包括四大类：自然流产或死亡、畸形或生长发育异常、致突变以及致癌效应。

根据现有结果，孕期辐射暴露对胎儿的影响由很多因素决定，与暴露时的孕龄、胎儿吸收的辐射剂量以及胎儿细胞修复情况有关。低剂量辐射暴露导致的细胞损伤通常能被生理性过程修复，而相比之下，高剂量暴露可干扰细胞发育和成熟中的重要环节，可能导致永久性损伤或死亡。

对于不同孕周的胎儿来说，超临界值剂量辐射产生的影响也不同。

1. 在受孕后的最初 14 日，发育中的人类胚胎对电离辐射的致死性效应最为敏感，辐射暴露的胚胎要么无损伤地存活下来，要么被吸收（流产），即"全或无"现象。

2. 在器官发生期（为受孕后 2～8 周或末次月经后 4～10 周），电离辐射造成损伤的主要后果是胎儿生长受限和先天性畸形，尤其是中枢神经系统畸形，可能伴有智力障碍。

3. 对广岛原子弹爆炸幸存者的研究表明，如果在受孕后 8～15 周受到电离辐射，胎儿出生后发生精神发育迟滞和小头畸形的风险最高，这归因于神经系统发育的异常。在妊娠 8 周以前或妊娠 25 周后暴露于原子弹爆炸辐射的幸存者诞下的儿童中，没有发现一例严重智力障碍。

建议意外接受辐射的妊娠女性，首先接受放射科医生或者放射物理学家的辐射暴露量评估，评价胎儿可能接受的辐射量和可能对胎儿造成的影响，最终做出正确的决定。

备孕或孕期的育龄女性在做任何影像学检查前都应考虑是否妊娠，如果不确定，检查前应先明确是否已经怀孕。

 准妈妈追问

谢谢志玲博士，我还想咨询一下，怀孕初期在不知情的情况下打了麻药，会对宝宝产生严重的影响吗？还有，我在不知情的情况下吃了头孢地尼分散片，现在很担心影响宝宝发育。

志玲博士回答

妊娠早期是胎儿器官发生的主要时期，应尽可能避免胎儿药物暴露，妊娠后期的药物暴露也可能造成较轻微的形态、功能异常和生长障碍。

对于麻醉药品、抗生素以及其他药物在妊娠期的安全性，我来总结一下。

1. 麻醉药物

对于孕妇来说，综合目前的研究结果，尚无有力证据表明妊娠期应避免使用特定麻醉药。多项大型回顾性研究（包括 2 252 例早期妊娠暴露）并未显示母亲在妊娠期间接受手术和麻醉会增加婴儿先天缺陷的概率。

对于儿童来说，目前也尚不清楚麻醉是否对神经发育有长期影响。

从麻醉次数和剂量看，单次短暂的麻醉并不会增加神经毒性风险，需要进一步的临床研究，以确定长期和反复麻醉暴露的影响、不同麻醉药之间的差异、易受麻醉毒性影响的患者自身因素等。

2. 抗菌药物

大多数抗菌药物基本安全，但需要特别注意某些抗菌药物种类。

妊娠期通常禁止服用四环素类药物，相对来说多西环素比四环素类更安全。现有临床资料显示，四环素对孕妇和胎儿均会造成一定的不良反应。

氨基糖苷类药物有耳毒性和肾毒性，但在美国妇产科仍广泛应用，短期使用未见胎儿毒性。

氟喹诺酮类药物在妊娠期和哺乳期通常应避免使用。动物实验表明氟喹诺酮类药物对发育中的软骨有毒性作用，但目前还没有证实人类妊娠期使用这类药物会导致软骨不良反应和先天性畸形。

如果有其他安全有效的药物可用的话，在妊娠早期最好避免使用呋喃妥因或磺胺药，但如果没有其他药物代替的话也可使用这两种药物。呋喃妥因和磺胺药可能导致患有葡萄糖- 6 -磷酸脱氢酶缺乏症（G6PD 缺乏症，俗称"蚕豆病"）或有 G6PD 缺乏症风险的孕妇发生溶血。

甲氧苄啶是一种叶酸拮抗剂，在动物实验中可引起胚胎发育异常，并可能与一些出生缺陷有关,所以早期妊娠中通常建议避免使用。但尚未证实甲氧苄啶对人类有致畸作用。

咨询中提到的"头孢地尼"是头孢菌素大家族的一种,通常被认为是较安全的,仅有一项研究观察到房间隔缺损与妊娠早期使用头孢菌素有关。建议您定期孕检,尤其注意在孕 18 周至 20 周时接受超声检查,以筛查胎儿有无解剖结构异常。如果怀疑有先天性心脏病,应进行胎儿超声心动图检查。

3. 其他药物

药物上市前的临床试验,受限于伦理要求,一般不能在孕期和哺乳期妇女身上进行,所以在药物上市时,孕期和哺乳期用药的数据是缺失的,厂家为了规避可能的风险,可能会在说明书标示"孕期和哺乳期禁用"或"安全性尚不明确"。而药物上市后,修改说明书的程序繁复,厂家很少会仅为了更新孕期和哺乳期资料而修改说明书。

在孕期常用药中,退热止痛药推荐对乙酰氨基酚。布洛芬在孕早期及中期是安全的,而在孕晚期不应使用;也不应选择复方成分的退热药(例如复方对乙酰氨基酚,其中往往含有阿司匹林成分)或其他含有阿司匹林、安乃近、氨基比林等成分的退热药。此外,怀孕的任何阶段都不建议使用中成药,因为缺乏妊娠期的安全数据。

服用对乙酰氨基酚或者布洛芬时,推荐选择普通片剂,一般不推荐缓释剂型,这是因为后者发挥药效较慢。布洛芬的成人剂量一般是每次 0.3 g 左右,具体应参考说明书。

另外,关于怀孕期间眼药水的选择,抗过敏眼药水可选用依美斯汀滴眼液,或者选用色甘酸钠滴眼液;也可以使用不含防腐剂的人工泪液,比如玻璃酸钠滴眼液,不仅可以缓解眼睛干涩,还可以冲洗过敏原;口服过敏药可选用氯雷他定,妊娠期避免使用血管收缩剂和减充血剂滴眼液,如萘甲唑啉。

还有妈妈曾问,老公在前些天也吃了某些药品,会不会对受精卵有影响?的确,孕期用药的科普几乎都是针对女性的,很少有针对男性的。其实,男性吃了药物当然可能会影响精子,但也应该符合孕早期的"全或无"理论:要么生下健康宝宝,要么自然流产。当然,更有可能会影响精子的活性,直接导致不能受孕。

在不同的孕周，超临界辐射值对胎儿的影响不同。

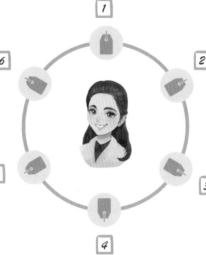

1

6 孕早期有国际公认的"全或无"的理论，即："自然淘汰"或生下健康的宝宝。

2 目前没有足够证据表明在妊娠期或幼儿期需避免使用任何特定麻醉药物。

5 妊娠期抗过敏药可以选择氯雷他定，退热可以选择对乙酰氨基酚。

3 妊娠期间应优选明确无致畸作用的抗生素。

4 几乎所有的中成药都缺乏妊娠期用药的数据，不建议使用。

志玲博士聊聊天 （（（

　　很多人，包括有些医务人员，都不一定懂得"全或无"这个道理，一听说怀孕早期吃了药或者接受了X线照射，就建议人工终止妊娠，非常可惜。根据孕早期"全或无"的理论，紧急避孕药一般也不会造成胎儿畸形，这种情况下怀上的宝宝如果没有自然流产，是可以保留的。

　　99%的药物都适用于"全或无"的理论，但存在几种不适用于这个理论的特例药物，包括利巴韦林、异维A酸(异维甲酸)以及预防麻疹、风疹、腮腺炎的疫苗。

　　另外，可不要以为中药副作用小、很安全，其实几乎所有的中成药都缺乏妊娠期安全的数据。

●------ 第 2 节　如何正确地给宝宝喂药 ------●

小爱妈妈提问

> 志玲博士您好,我家宝宝 5 个月了,平时容易感冒拉肚子,给宝宝喂药的时候经常哭闹,还不愿意咽下去,请问应该怎么喂药才能配合?

志玲博士回答

> 家长您好,感谢您的信任。给孩子喂药实在是个痛苦煎熬的事情,大多数孩子不会配合吃药,其实学会"六步走"的方法,就能正确给宝宝喂药。

1. 备好喂药器具

喂药前,家长需要清洁双手,不留长指甲,清洁一遍喂药器具,以免残留的药液与新的药液发生反应,同时也避免灰尘或细菌污染。

2. 准备药品,配制药液

这一步需要根据医嘱进行,儿童,尤其是 2 岁以内的小宝宝,必须由医生严格按照每千克体重来设定给药剂型、剂量和给药方式。家长切忌随意把大人的药给孩子吃。

在药房取到药以后,如果瓶子上的使用说明跟医生或药师说的不一样,或者不太明白剂量和用法,请向医生或药师问清楚。

3. 稳定宝宝情绪

稳定好孩子情绪,使孩子身体保持坐位或半卧位,这个姿势下孩子更不容易呛到。如果孩子躺着,可以让他侧过身来,上半身稍高,然后把药慢慢送进孩子嘴巴挨着床垫的那边。同时,爸爸、妈妈的心平气和对宝宝来说也是最好的镇静剂。

如果宝宝已经有了沟通能力,可以用做游戏的方式向宝宝保证,吃药后奖励糖果或者其他最爱的零食,减轻孩子对药物的反感和恐惧心理,给孩子更多动力。

4. 喂药安全第一

6个月以内的小宝宝主要用勺子喂药,要先把宝宝的头抬高,稍微侧偏,用小勺伸到舌根处轻柔下压,让宝宝反射性地产生吞咽动作。再轻轻把药物送入口腔,就能观察到宝宝吞咽。

如果需要喂液体或者冲剂,推荐使用喂药器。孩子的舌尖和舌头中间的味蕾最为敏感,喂药器或者滴管可以避开这些区域。把药挤在舌根下方,这样不但可以准确地控制药物剂量,还可以使药物直接流进喉咙,宝宝也就不会尝到太多苦味了。使用喂药器时速度一定要慢,避免孩子呛到。大一点的孩子如果需要吞药片,可以把药片放在孩子的舌尖附近,让他喝一口水含住,然后让他低头,下巴贴着胸口,迅速抬头的同时进行吞咽,药片会漂浮在水面上,也就是靠近喉咙的位置,水一冲就轻松吞下去了。

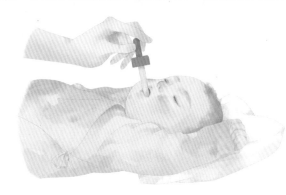

5. 记录药效

家长可以记录哪一种药、什么味道的药、什么形式的药孩子用了效果最好,下次医生开药的时候,主动向医生介绍以前的情况,告诉医生孩子更喜欢哪种形式的药。

6. 喂药后少量饮水

喂药后少量饮水可以帮助宝宝把口腔里的残余药物咽下,将药物完全送入胃中,防止药物停留在口腔或食管太长时间。但是服用糖浆后,不要立即给宝宝大量饮水,否则会冲淡药效。如果是婴儿,要保持坐位、半卧位或者侧卧位5分钟左右,避免药物被吐出而呛入气管。

小爱妈妈追问

> 谢谢志玲博士的回答,我都记下来了,以后好好学学。宝宝现在还在喝奶粉,能不能把药混在奶粉里面喂? 有时候宝宝吃完药之后吐奶,我经常担心会影响疗效,需要重新喂一次吗?

志玲博士回答

> 一般情况下不建议把药和果汁、牛奶等食物混合吃,将药物和食物等混合起来,可能会对药物有效成分产生影响,从而降低药效。

除此之外,下面这些喂药习惯也都不可取,希望可以避免。

1. 捏住宝宝的鼻子强行喂药或者突然"袭击"——容易使宝宝随吸气而将药物误吸入气管,从而导致呛咳,甚至发生不幸。

2. 趁孩子熟睡时喂药——会突然刺激咽喉,易引起喉痉挛。

3. 用药不规范,任意加大或减小药量,或者给宝宝喂药不能严格按量、按时,或将几次喂药量集中一两次灌服——这样不仅会影响药物的治疗效果,还很容易引起药物的不良反应,甚至引起药物中毒。

4. 给小宝宝服用胶囊类药物——小宝宝的吞咽功能并不完善,应该尽量避免服用胶囊,防止药物粘在宝宝的口腔或者食管内,造成吞咽障碍。

5. 骗宝宝说药物味道就像糖果——可能会让孩子擅自拿药当糖果吃。

至于吐药后是否需要补喂药,则应该以 15 分钟为界限。如果吃完药 15 分钟内吐了,药物还来不及被人体吸收,可以等孩子平静后再喂一次,而且是按原剂量补喂;如果是在吃完药 15 分钟到 1 个小时之间吐了,是否要补喂还得根据药物的吸收特点和宝宝的病情来决定,需要咨询医生或药师;如果是吃完药超过 1 个小时吐了,那就不需要补喂了。

喂药前家长要镇静，不要着急紧张，稳定好孩子情绪，避免在孩子哭闹时喂药。

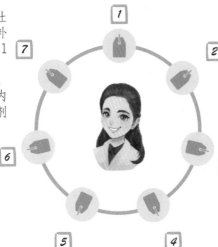

1小时之后吐药，不需要补服；15分钟到1小时之间吐药，建议咨询医生。服药后15分钟内吐药，需要原剂量补服。

对小一点的孩子推荐使用喂药器。喂药时避开舌尖和舌头中间，因为这两处的味蕾最为敏感。

切记不可强行撬开嘴巴，捏着鼻子喂药。

可以和孩子一起读一些与吃药相关的绘本，让孩子知道吃药不是一件恐怖的事情。

不要趁着宝宝张口时，迅速将药放入口中。不推荐在孩子睡梦中喂药。

孩子不配合吃药时，不要责骂或者殴打他。若孩子乖乖吃药可给予一定的奖励。

志玲博士聊聊天))

喂药本身不难，首先家长不要紧张，孩子能感受到家长的紧张。家长要仔细核对，利用好工具(如带有刻度的吸管喂药器)，不要欺骗，不要强迫。对于2岁以下的小宝宝，最有效的方法是让宝宝45度斜躺在家长臂弯中，让宝宝模仿张嘴，另外一个家长从嘴角把药滴入。喂药后还要及时记录，尤其记得写上开封日期。

●------ 第3节　为什么宝宝一生下来
就长 "青春痘" ------●

 子璇妈妈提问

> 志玲博士您好,我家男宝宝刚生下来一个月左右,最近不知道是不是因为天气炎热,脸上起了一片一片的红色小点点,像青春痘那样的。主要在脸上,身上没有脸上多,这个是什么情况?我已经很注意了,冷气都开着,也经常给他擦洗,保持身上干燥,怎么还会这样呢?

志玲博士回答

> 您好,收到您的消息。根据您发的疹子图片和文字描述,目前考虑是新生儿脓疱疹,您不用过于紧张,目前不需要特殊的处理,等待一些时日,就会慢慢地消散下去。这个跟气候没有关系,并不是痱子,痱子是由于天气炎热,导致油脂分泌堵塞汗腺所引起的。

　　新生儿脓疱疹,也叫做新生儿痤疮,是宝宝的常见疾病,发病率约占新生儿的20%,多发生在男孩中。平均发病年龄为出生后3~4周,持续3~4个月,有部分孩子在出生后就会表现出来。在大多数情况下,新生儿痤疮不痛不痒,表现为分布在额头、鼻子、脸颊的小的闭合的粉刺,因为非常容易导致炎性痤疮,所以新生儿痤疮常常表现为基底红晕的白头脓疱。少数情况下，可能发展为开放性的粉刺（黑头是黑色素和角质栓）。痤疮严重的，还会播散到躯干部。

新生儿痤疮的原因目前有两种推测，主要观点是母亲或孩子的雄激素刺激皮脂分泌增多导致的，还有一种观点是局部皮肤的马拉色氏霉菌或细菌感染。

治疗方面，多数新生儿头部脓疱病为轻度病例，可每日清洁，避免外用油类和乳液，通常无需其他额外的治疗，因为此病常在 4 月内逐渐消退，消退后不遗留瘢痕。

如果皮疹严重或有迫切治疗需求，可考虑外用 2％酮康唑乳膏（每日 2 次）或 1％氢化可的松乳膏（如果没有 1％氢化可的松乳膏，可用 0.05％地奈德乳膏）每日 1 次，这可能有助于皮损的清除。

另外，新生儿头部脓疱病患儿在未来青春期患痤疮的风险并不会增高。

 子璇妈妈追问

> 谢谢您的回答，终于知道是怎么回事了。我还想向您咨询一下，我家宝宝的鼻子上有很小的白点点，不知道是怎么回事。我记得亲戚家的小宝宝刚出生时也是这样的，这是正常情况吗？

 **志玲博士回答**

> 谢谢您的信任，您所描述的"鼻子上有白点点"，这个还是比较好辨别的，很可能是新生儿皮脂腺增生。大约 50％的新生儿都有皮脂腺增生，主要表现为长在鼻子上面、黄色的、1 毫米左右的黄色丘疹，鼻子不会发红。这是皮脂腺受到母体内的雄激素刺激而增加、变大导致的，一般 4～6 个月就会消退，对宝宝没有任何影响，无需治疗。

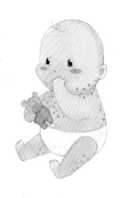

新生儿脓疱疹、皮脂腺增生还需要和以下情况鉴别。

1. 痱子：痱子是角蛋白阻塞汗腺汗管，引起汗液蓄积所致。痱子极少一出生就有，通常发生于出生后最初几周，尤其与婴儿用保温箱取暖、衣物不透气或发热有关。好发于面部、头皮和间擦部位。不需要专门治疗，将婴儿置于更凉爽的环境并采取减少出汗的措施，如穿轻薄宽松的衣服和洗冷水澡（温度以宝宝能耐受为宜），皮损通常迅速消退。

2. 新生儿粟丘疹：约 40% 的新生儿发生，出生后就会出现。好发在前额、面颊、下颌，表现为直径 1～2 毫米的白色丘疹，基底没有红晕。粟丘疹发生的原因是浅表性上皮囊肿，多在数周内消退，对孩子没什么影响，无需治疗。

一图读懂

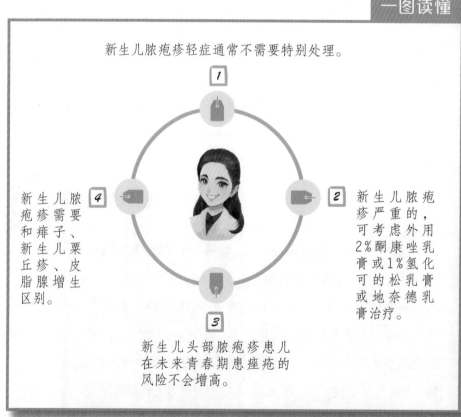

新生儿脓疱疹轻症通常不需要特别处理。

1

2 新生儿脓疱疹严重的，可考虑外用 2% 酮康唑乳膏或 1% 氢化可的松乳膏或地奈德乳膏治疗。

3 新生儿头部脓疱疹患儿在未来青春期患痤疮的风险不会增高。

4 新生儿脓疱疹需要、新生儿粟丘疹、皮脂腺增生和痱子、新生儿粟丘疹区别。

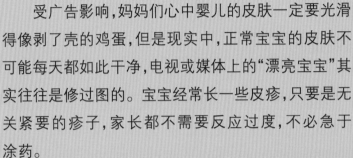

志玲博士聊聊天 (((

　　受广告影响,妈妈们心中婴儿的皮肤一定要光滑得像剥了壳的鸡蛋,但是现实中,正常宝宝的皮肤不可能每天都如此干净,电视或媒体上的"漂亮宝宝"其实往往是修过图的。宝宝经常长一些皮疹,只要是无关紧要的疹子,家长都不需要反应过度,不必急于涂药。

●----- 第4节　宝宝变成"小黄人"了怎么办 -----●

果果妈妈提问

我家孩子生下来,就全身发黄,医生说是新生儿黄疸,需要放到新生儿保温箱里,每日"照光"。刚出生的宝宝都会有点黄疸,为什么我们就要照蓝光呢? 一定要这样治疗吗?

志玲博士回答

新生儿黄疸不是罕见病,家长无需过多担心。有些患儿的黄疸经过代谢就会消失,在正确处理的前提下,对宝宝的健康和日后的生长发育都不会有任何影响,如果医生认为达到光疗干预标准,建议遵从医嘱。

黄疸在新生儿中很常见,可以在婴儿出生后的1天或者几天内出现,在早产儿中发生率较高。当婴儿血液中的胆红素较高时,皮肤或眼睛的白色部分就会出现黄疸,所以黄疸也叫"高胆红素血症"。

黄疸大致可分为"生理性黄疸"和"非生理性黄疸",正常的生理性黄疸一般在出生第2~4天开始出现,第4~5天达到峰值,2周内消退,总胆红素水平很少超过205微摩/升(12毫克/分升)。

非生理性黄疸则常常由某些潜在的病理因素引起,新生儿胆红素水平远远高出同日龄的水平,需要及时的专业治疗,如果婴儿胆红素水平极高却未经治疗,有可能导致脑损伤。

在非生理性黄疸中,"母乳性黄疸"是指发生在健康母乳喂养儿中的一种良性新生儿高胆红素血症。通常在出生3～5日后出现,出生2周内达到高峰,然后在接下来3～12周内逐渐降至正常水平。这一类黄疸患儿需要监测胆红素水平,以评估是否继续母乳喂养,但是绝大多数情况下都不需要停母乳。

而"哺乳不足性黄疸"常发生在出生后1周内,因为哺乳不足导致婴儿液体摄入不足,进而导致血容量和体重明显减轻,这会导致高胆红素血症(即黄疸)。推荐的处理方法为增加喂奶的频率(每1.5～2.5小时喂一次),并检查喂奶的姿势是否正确。如果已经很努力但是母乳仍然不足,可以暂时用配方奶加以补充,以免黄疸继续蹿升,但还是要频繁地喂母乳,直到奶量增加,足够让宝宝吃饱为止。因为宝宝吃得多,频繁地排便可以带走更多的胆汁,进而降低黄疸值,这个方法叫作降低"肠肝循环"。

再次强调,黄疸绝对不是停止喂母乳的理由,世界上至今还没有因为喝母乳导致黄疸最后发生严重后遗症的病例,母乳是给宝宝最好的礼物,妈妈们应拒绝听信不专业的建议而擅自停母乳。

多数宝宝出生后,若经医务人员判定胆红素值在安全范围内,则可暂时返回家中继续喂养,无需特殊处理。但当宝宝出现精神萎靡、持续哭闹、哭声尖锐、身体保持弯曲或颈部后倾等症状时,可能是重度黄疸的表现,切不可掉以轻心,应积极接受进一步的检查和治疗。

关于您咨询的新生儿黄疸的治疗措施,主要有3种,分别是促进喂养、光照疗法(简称光疗)、换血疗法。另外,医生可能会给宝宝静脉注射免疫球蛋白,有时候可以减少黄疸、避免换血,但效果还不确定。

光疗是最常用于预防和治疗重度高胆红素血症的干预方法,已在数百万婴儿中广泛应用,是一种很安全的干预方法。光疗的原理是蓝绿光(460～490纳米)发出的光子可使皮下组织中沉积的胆红素分子发生改变,将胆红素转变为无神经毒性的分子,从而降低胆红素水平。

对于≥38周胎龄的健康状况良好婴儿,需要根据宝宝年龄和总胆红素(TB)指标判断是否需要光疗,因此,宝宝是否需要"照蓝光",请交给专业儿科医生判断。对于重度的高胆红素血症,换血疗法也是一种可能挽救生命的紧急程序,是迅速清除胆红素的最有效方法。

所以,如果您的孩子有明显黄疸,医生认为达到光疗干预标准,建议您按照医生的推荐进行光疗。

果果妈妈追问

> 谢谢您的回答,我们宝宝已经住院好几天了,医生说现在胆红素有下降,确实皮肤也没有那么黄了,可以准备出院了。出院以后,我们怎么判断宝宝是不是还有黄疸呢? 在家里还需要注意什么吗?

志玲博士回答

> 您可以用一根手指按在宝宝鼻子或额头上,来判断宝宝是否有黄疸。如果抬起手指,您按压的地方皮肤发黄,则说明宝宝患有黄疸。但是这方法不够准确,建议有条件还是要到医院检测。

宝宝的黄疸往往始发于面部,但也可扩散至胸部、腹部和双臂,最后可扩散至双腿。但有时候,黄疸宝宝膝部以下的小腿皮肤也可呈橘黄色或黄色。

如果宝宝的黄疸程度较轻,可适当增加喂养频率,保证宝宝吃饱喝足是非常重要的,确保宝宝获得足够营养,避免体重异常减轻。在妈妈没有喂养禁忌的情况下,应坚持继续母乳喂养。胆红素主要通过大便和小便排出体外,保证摄入能量充足,可以加速胆红素的排出。为了帮助改善孩子的黄疸,您需要确保宝宝母乳喂养的量是足够的。

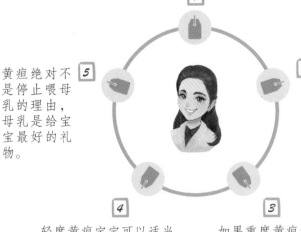

新生儿出现黄疸，主要是胆红素代谢异常导致的。

1

2 对如果宝宝出现持续哭闹、颈部后弯等现象，就需要去医院及时处理。

3 如果重度黄疸没能得到及时干预，可能会影响宝宝神经系统的发育。

4 轻度黄疸宝宝可以适当增加喂养频率和奶量。

5 黄疸绝对不是停止喂母乳的理由，母乳是给宝宝最好的礼物。

志玲博士聊聊天 ((·

传统观念认为，黄疸患儿应该自行在家多晒太阳，这也是不符合循证医学观念的。通过晒太阳退黄疸的效率极低，而且，裸露的婴儿直接暴露于阳光下有产生日晒伤的风险，紫外线也会增加患皮肤癌的风险，同时对眼睛也有伤害，这种做法不应该被提倡。

特别提醒：有人推荐使用茵栀黄颗粒等中药退黄疸，其他还有"照日光灯""喝葡萄糖水""服用益生菌""用中药洗澡"等退黄方法，这些方法都未被证明有效，而且安全性不明，不应提倡。

● ------ 第 5 节　怎么才能让母乳更多一点 ------ ●

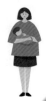

小浩妈妈提问

志玲博士，我刚生孩子不久，还在月子期。怀孕之前我就属于比较瘦小的类型，怀孕后体重也没有什么变化，一直担心孩子生下来后自己的母乳不够喂养。一次给孩子喂完奶后，他还是不断啼哭，家里的老人们都说是我奶水不够孩子吃，孩子没饱，月嫂喂了 5 毫升左右配方奶后，孩子倒是安静下来了。是我的奶水真的不够吗？我还是很希望能全母乳喂养宝宝的，您能提供一些增加母乳的方法吗？

志玲博士回答

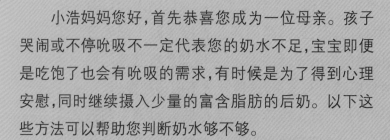

小浩妈妈您好，首先恭喜您成为一位母亲。孩子哭闹或不停吮吸不一定代表您的奶水不足，宝宝即便是吃饱了也会有吮吸的需求，有时候是为了得到心理安慰，同时继续摄入少量的富含脂肪的后奶。以下这些方法可以帮助您判断奶水够不够。

看宝宝的状况，这些状况表示奶水充足：①宝宝在吮吸奶头 1～2 分钟后，可以听到吸吮时有大口大口的吞咽声音；②每次喂奶时间不超过 20 分钟，宝宝就可以满足；③宝宝吸完奶以后会自然地放弃乳头，安静地入睡 2～3 小时；④宝宝在两次喂奶之间很满足、很安静，精神状态也很好；⑤从体重和身高评估，宝宝的生长发育是正常的；⑥计数新生儿的尿布，每日宝宝稀糊便 3～4 次，小便每日 8～12 次。

看妈妈的状况，这些状况表示奶水充足：①哺乳之前，妈妈乳房饱满，静脉充盈；②哺乳时，妈妈有下奶的感觉；③哺乳以后，妈妈会感觉自己的乳房柔软，很轻松舒服。

如果想要增加母乳，要注意三个要素。

1. 最重要的就是宝宝的吮吸。奶水并不是"有了再给宝宝吃"，而是"宝宝越吃越多"。当宝宝吸吮时，乳头就好像是一个被触发的机关，将"小宝宝要喝奶啦"的信号传达到大脑，这就是宝宝喝奶的第一步。接着呢，大脑就开始接收信息，表达自己信号，开始对整个"产奶系统"下达"工作任务"。下达命令的两位最重要的指挥官就是脑垂体前叶的催乳素和后叶的催产素。

血液中的催乳素会迅速地集合，然后告诉乳腺腺泡，你要产奶啦！乳腺腺泡可是非常尽心尽责的，催乳素能激活多少腺泡，腺泡们就会产出多少奶，新鲜安全，营养丰富，绝对没有隔夜奶。而催产素负责打配合，它会刺激收缩腺体的肌肉，从而刺激乳汁的排出，让奶水更快更顺溜地通过。

2. 要记住，妈妈的身体好，母乳才会好。母乳喂养期间，母亲自己的休息是非常重要的。上文也提过，有两种激素——催产素和催乳素的分泌刺激着奶水的分泌和排出，如果妈妈睡眠不足、精神状态不好、心理焦虑，如何能产出好奶啊！如果母亲存在睡眠不足的问题，就需要家人或者月嫂经常帮忙换着带带孩子，让妈妈保证一个充足的睡眠；同时，妈妈一定要对自己有信心，天生奶水不足的妈妈真的很少，不要天天怀疑自己，建议找一些能让自己放松的事情，调整好心态，才能照顾好宝宝也照顾好自己。

3. 有规律地健康饮食。保证自己每日摄入谷物类食物 300～500 克、蔬菜 400～500 克、水果 200～400 克、鱼禽蛋肉类 200～250 克、奶类 300～500 毫升；适当多喝一些水，可以吃一些健康的小零食，比如坚果、酸奶等。

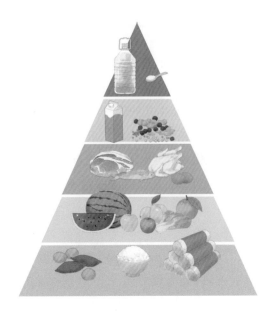

油
加碘食盐

奶类
大豆/坚果

鱼禽肉蛋类

蔬菜类
水果类

谷薯类

此外，还可以轻柔地做一些乳房按摩；多和宝宝接触、亲近；喂奶时不要过于频繁地换边，一边吃完了再喂另一边；每次宝宝吃完之后，就算没有奶了，也可以用吸奶器再吸一会儿。

母乳喂养还有一个常见误区："荤汤下奶"。实际上，荤汤对下奶并无帮助，里面的大量油脂还有可能会堵奶。还有的妈妈病急乱投医，购买市面上的所谓"下奶茶"，但其实，"下奶茶"的本质也只是让你多喝水而已。

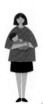 ## 小浩妈妈追问

谢谢您的回答。我这几天好像有些感冒，是不是应该停止喂奶，因为我吃了一些感冒药，而且还有些发热，不知道能不能吃抗生素？

志玲博士回答

好的，收到了您的问题。如果您服用的是止咳药、解热药或者头孢类抗生素，那么通常情况下是不用停止哺乳的。

哺乳期用药是需要权衡利弊的，只有病情到了真的需要药物治疗的时候才应使用适合的药物。对于药物疗效不确定的，或者是缺乏哺乳期安全性研究的中成药和草药不推荐使用。

哺乳期用药尽量选择单一成分的药物，避免使用复合制剂。因为单一成分的药物往往更容易获得药物安全性的评估。而复合制剂由于成分多，对于哺乳期影响也会变得更复杂，所以应尽量避免在哺乳期使用。

药品如果能选择外用的就不选择口服的，如果能选择口服的就不选择静脉用药。选择在哺乳后或者宝宝夜间进入长睡眠后再服用药物。

目前哺乳期合理用药具有一套安全等级，根据药物的"危险性"可分为L1～L5五个等级，L1～L2级别的药物一般认为进入乳汁的量很小，不影响母乳喂养。

再介绍一下针对哺乳期常见病推荐的药物。

1. 发热：不管是哺乳期常见的乳腺炎还是感冒，或者是别的原因引起的发热，退热药物可以选择布洛芬（如美林）或者对乙酰氨基酚（如泰诺林）。避免使用含有伪麻黄碱的感冒复合药物，以避免减少奶量的风险。

2. 咳嗽：当干咳影响生活或睡眠时，妈妈可以使用右美沙芬来缓解（正常剂量使用不超过三天，一般是安全的）；另外，妈妈们喝一些蜂蜜或蜂蜜水，用加湿器或者热毛巾增加空气湿度，也可以帮助缓解症状。

3. 过敏：对于哺乳期过敏的妈妈们，主要推荐的药物是抗组胺的药物，可以选择的哺乳期安全用药有氯雷他定、西替利嗪。

4. 腹泻：治疗腹泻的药物主要在胃肠道发挥作用，很少进入血液，所以也很少进入乳汁，母亲们可以安全使用。腹泻最常用的药物是口服补液盐Ⅲ。

5. 感冒：如果症状轻微的话，不需要吃药，一周左右可以自愈。如果妈妈们很不舒服,也可以吃一些改善症状的药物,如发热使用布洛芬或对乙酰氨基酚退热,缓解鼻塞、流鼻涕,推荐使用生理性海盐水喷雾剂。

6. 细菌感染:需要使用抗生素时,如果不过敏的话,推荐使用头孢类或者青霉素(须由医生开具),这些都属于哺乳期的安全用药范围。

7. 其他常用药物:缓解胃痛,推荐选用铝碳酸镁片;抑制胃酸分泌,推荐选用奥美拉唑肠溶片;保护胃黏膜,推荐选用硫糖铝;促胃动力,推荐选用多潘立酮片;缓解便秘,推荐选用乳果糖口服液和小麦纤维素颗粒。

一图读懂

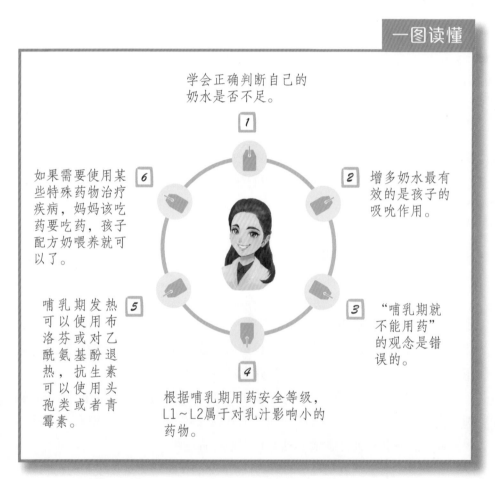

学会正确判断自己的奶水是否不足。 **1**

增多奶水最有效的是孩子的吸吮作用。 **2**

"哺乳期就不能用药"的观念是错误的。 **3**

根据哺乳期用药安全等级,L1~L2属于对乳汁影响小的药物。 **4**

哺乳期发热可以使用布洛芬或对乙酰氨基酚退热,抗生素可以使用头孢类或者青霉素。 **5**

如果需要使用某些特殊药物治疗疾病,妈妈该吃药要吃药,孩子配方奶喂养就可以了。 **6**

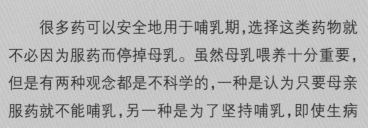

志玲博士聊聊天 ((·

很多药可以安全地用于哺乳期，选择这类药物就不必因为服药而停掉母乳。虽然母乳喂养十分重要，但是有两种观念都是不科学的，一种是认为只要母亲服药就不能哺乳，另一种是为了坚持哺乳，即使生病不舒服仍坚持不吃药。

哺乳期应该避免使用安乃近、阿司匹林、利巴韦林、四环素类、氯霉素类、磺胺类、放疗和化疗药、雌激素类药。如果无法自行确定，需要咨询专业医生和药师。

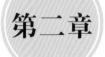

第二章　常见病初考验

●------ 第 6 节　宝宝睡觉打呼噜、张口呼吸
是怎么回事 ------●

畅畅妈妈提问

> 　　志玲博士您好！我家畅畅今年 4 岁半了，白天呼吸声很大，晚上睡觉的时候会打呼噜，而且有过几次呼吸突然停止然后张开嘴呼吸的情况，感冒时更严重。这样的现象持续一年左右了，开始经常有黄鼻涕，现在虽然鼻塞很严重，但不流鼻涕了。不知道宝宝这是什么情况？需要做什么检查？

志玲博士回答

> 　　对于这个问题，医生一般首先会考虑腺样体肥大的可能。腺样体和常说的扁桃体肥大有时临床表现相似，但其实是完全不同的问题。

扁桃体与腺样体是免疫系统的两个成员,均属于免疫系统中的"咽淋巴环"。我们常说的扁桃体是指腭扁桃体,是两个淋巴组织团块,位于口腔后部舌根两侧,平时几乎看不到,当扁桃体由于炎症等原因肿大时,才可能被观察到。

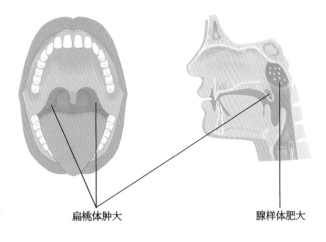

扁桃体肿大   腺样体肥大

而腺样体在两个扁桃体之间,在俗称的"小舌头"后上方,只有借助鼻咽部的侧位 X 线片或纤维鼻内窥镜等特殊手段,才能看到它。每个人出生后都会有腺样体,然后腺样体逐渐长大,在 6～7 岁时达到峰值,10 岁后逐渐萎缩,在 20 岁时几乎完全消失。

从口鼻进入人体的各种细菌和病毒首先都需要经过"腺样体"这道防御大门。简单来说,不管是外来病原体的感染,还是自身免疫力下降,腺样体就会如同扁桃体一样发炎。有炎症时,腺样体就会肿大,这是炎症渗出和增生的结果。如果是急性感染,炎症快速退去,肿大的腺样体在炎症退去后也就很快消肿了;但是如果是反复长期的慢性炎症,就会导致腺样体不断肿大,出现过度、持久增生,阻塞鼻腔,导致鼻塞、打鼾等症状出现,称为腺样体肥大。

腺样体肥大会使鼻腔部分堵塞,呼吸时气流通过就会发出异常声响,这就是打鼾声音的由来。鼻腔这个呼吸通道不顺畅了,只能靠口腔呼吸来代偿,就会出现张口呼吸。

腺样体肥大还会压迫咽鼓管开口,导致咽鼓管阻塞或使病原体进入中耳,导致听力减弱、耳痛、耳鸣、中耳炎等。还有一些孩子因为炎症导致鼻涕分泌增多,会老是流鼻涕。此外,腺样体增大合并扁桃体增大是阻塞性睡眠呼吸暂停的重要危险因素。夜间睡眠不安会激发精神不佳、脾气暴躁、学习障碍等问题。腺样体肥大用肉眼是很难看出来的,目前主要依靠鼻咽侧位片或鼻咽镜检查来确诊。

X 线大家都很熟悉,鼻咽部的侧位片,其实就是给宝宝的侧脸照一个 X 线,以便看到腺体大小等情况,从而评估腺样体肥大的程度。鼻咽侧位片是非侵入检查,孩子不会感到不舒服。结果也很客观,唯一的缺点就是有一点的放射性,但辐射的量与坐一次飞机没什么区别,完全不用担心对孩子有什么副作用。

鼻咽镜检查则需要通过鼻孔放入内窥镜,直接观察腺样体堵塞后鼻孔的程度。这种检查是没有辐射的,但是对于孩子来说会有一点不适感。通过鼻咽镜诊断腺样体肥大还需要依靠医生的主观判断。

 畅畅妈妈追问

> 我上个星期带孩子去医院检查了,医生说是腺样体肥大,堵了 85％,建议我们做手术。我和孩子爸爸都挺担心的,孩子这么小能做手术吗? 要是做手术,有没有什么并发症? 以后会不会复发?

志玲博士回答

> 对于大多数扁桃体或腺样体肥大的病例,医生的处理方式通常是"静静地看着它退化",而不选择手术。尤其是 3 岁以前的患儿,一般不考虑手术切除腺样体、扁桃体。当然,如果症状严重的话,则应该由医生评估后和家长共同做出决定。

观察期间,如果出现鼻塞、流流涕、咽痛、咳嗽、偶尔打鼾发作的情况,一般首选药物治疗控制病情,如治疗鼻炎的鼻喷剂、控制细菌感染的抗生素、促进黏液排出的促排剂等。急性细菌感染引起的腺样体肥大需要合理使用抗生素,若药物治疗的效果不明显,则需要考虑手术切除。吸入性糖皮质激素对腺样体肥大也有治疗作用,目前常用的吸入性糖皮质激素包括倍氯米松、丙酸氟替卡松等。

如果出现以下 2 种情况,也需要考虑手术切除肥大的腺样体:第一是睡眠呼吸暂停,扁桃体和腺样体肥大可妨碍孩子在睡着时正常呼吸,医生将在睡眠期间短时间停止呼吸的情况称为"睡眠呼吸暂停",重度睡眠呼吸暂停患儿可出现生长问题和学习问题,如果不予治疗还可出现心肺问题。第二是多次咽部或耳部感染,若其他治疗不起效,可选择手术。

如果扁桃体炎患儿出现以下情况也需要考虑手术治疗:反复感染;过度肥大的扁桃体妨碍吞咽、呼吸或发声;口臭,而且其他治疗效果差;引起周围组织感染或咽部、鼻窦、中耳的反复感染;面容改变、生长发育问题;合并其他扁桃体疾病,如良性肿瘤。

腺样体虽然承担着小朋友的免疫防御职责,但切除以后,身体里的其他免疫器官能实现"代偿",很快就可以把缺少的功能补充上来,不会让孩子感染。对于已经发展成病理性肥大的腺样体,如果不断受到刺激,可能会越来越大,将会影响孩子的健康,所以必须切的时候还是要切掉的。

大约 12% 的孩子在做完这个手术之后会发生出血。少量的出血大多可以自行停止,如果出血量多,家长要及时联系医生处理。术前两周应停用一切可能影响凝血功能的药物。

一图读懂

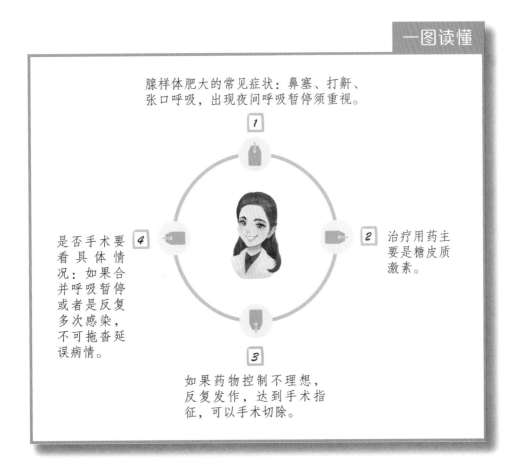

腺样体肥大的常见症状:鼻塞、打鼾、张口呼吸,出现夜间呼吸暂停须重视。

1

2 治疗用药主要是糖皮质激素。

3 如果药物控制不理想,反复发作,达到手术指征,可以手术切除。

4 是否手术要看具体情况:如果合并呼吸暂停或者是反复多次感染,不可拖沓延误病情。

志玲博士聊聊天

　　不少妈妈听到孩子被诊断为扁桃体炎或者腺样体肥大时,就会倒抽一口凉气,觉得很严重,事实上不用太紧张,90%以上的扁桃体炎都是病毒引起的。只要不是细菌性扁桃体炎就不需要使用抗菌药物,滥用抗菌药物会徒增细菌耐药。

　　绝大多数时候,扁桃体和腺样体是一对"难兄难弟",在手术的时候也常会一起切除,具体请听从专业医生的建议。

●------ 第7节　急死人的"发烧"该如何应对 ------●

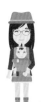

晓晓妈妈提问

志玲博士,您好！我家晓晓5岁了,最近幼儿园开学,前几天回来就有点流鼻涕、咳嗽,昨天晚上开始发烧,体温36.6～37.5℃,今天凌晨体温到了38.3℃。宝宝饮食正常,大小便也正常,但因为不太舒服,所以有些闹腾。我能否用一些退烧药?

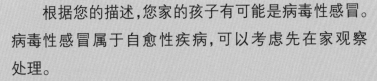

志玲博士回答

根据您的描述,您家的孩子有可能是病毒性感冒。病毒性感冒属于自愈性疾病,可以考虑先在家观察处理。

对于宝宝发热问题,如今不再提倡物理降温的方法,家长们可以让宝宝适当多摄入一些温热液体,加快孩子的代谢率,起到降温作用。如果宝宝精神状态不好,同时体温较高,则可以用退热药。

很多科普文章会推荐当宝宝体温达到38.5℃时使用退热药,但没必要死抠"38.5℃"这个数字,还要看孩子的精神状况。假如孩子精神不好,体温上升的速度也很快,就没必要非要等体温达到这个数字再用药,应尽早使用退热药。

而假如孩子体温超过 38.5 ℃，但精神状态很好，也没必要一定要给药。

世界卫生组织（WHO）目前推荐的经典的儿童退热药有对乙酰氨基酚（如：泰诺林、必理通、小儿百服宁等）和布洛芬（如：美林），二者也是目前全球范围内最常用的儿童退热药。

先来谈谈对乙酰氨基酚，这种药通过下调体温调节中枢，让孩子出汗散热而发挥解热作用。据美国儿科学会推荐，3 个月以上的孩子可以服用非处方对乙酰氨基酚。最常用的用量是 10 至 15 毫克/千克体重，每 4～6 个小时口服一次。国内推荐一日不超过 4 次，国外的指南推荐一日最多可以使用 5 次。还要注意，婴儿混悬滴剂和儿童混悬液的浓度是不一样的。

对乙酰氨基酚还有栓剂，在没有特殊情况下，目前优先推荐家用退热药还是口服为好。因为口服吸收好，简单易行，栓剂的剂量不好把握，不好操作。但当孩子发热伴有严重的呕吐时，口服药物可能会被吐出来，无法把握药物的剂量，影响退热效果，这时建议选择栓剂替代。栓剂使用方法是，先尽可能于用药前让宝贝解大便，然后洗净双手，去掉栓剂外部包装，可以让宝贝侧卧或伏在大人的大腿上并放松肛门，大人手握药栓，用手指将药栓的尖端向前轻轻推进，插入肛门。操作以舒适为宜，若在插入直肠栓时有困难或有疼痛感，可在药栓的顶部（形状较尖的一端）抹少许液状石蜡、凡士林或其他润滑剂。插入栓剂后慢慢地将宝贝双脚合上，保持侧卧姿势数分钟。

布洛芬退热的效果比对乙酰氨基酚更持久一些。布洛芬常用的剂量是每千克体重 5～10 毫克，每 6～8 小时口服一次，24 小时不超过 4 次，每日可给予的最高总剂量是每千克体重 40 毫克。

晓晓妈妈追问

谢谢志玲博士，我刚才给宝宝吃了布洛芬，现在体温稍微有一点降低，是不是效果不明显？要换用对乙酰氨基酚吗？

志玲博士回答

您的问题我已经收到,很多家长看到推荐两种药物,就会很纠结:那我的孩子到底该用哪一种? 对乙酰氨基酚和布洛芬的区别有以下几点。

1. 年龄 3 个月~6 个月的孩子只建议用对乙酰氨基酚,不能用布洛芬,6 个月以上的儿童可以选择布洛芬或者对乙酰氨基酚。3 个月以下孩子发热建议去医院就诊。

2. 布洛芬退热效果及退热维持时间比对乙酰氨基酚好一些,能减少给药次数,避免晚间高热反复。晚上发热建议选用布洛芬。

3. 当孩子有严重的呕吐、腹泻,脱水可能较为严重的情况下,一般不首选布洛芬退热,因为布洛芬的胃肠道反应较对乙酰氨基酚明显。若孩子有基础的肾脏疾病,如肾炎等,退热药也不首选布洛芬。部分患儿服用布洛芬后出汗较多,因此使用时应补充水分和适量电解质,同时建议先喂饭再喂药,以减少药物对肠胃的刺激。

4. 误服或长时间大剂量使用对乙酰氨基酚,可能会导致宝宝肝损害。而过量服用布洛芬,可能对肾脏造成损伤,不过一般情况下,布洛芬造成的肾损害停药之后大部分可恢复。

5. 患水痘的孩子发热,不推荐使用布洛芬,因为有加重或继发感染的风险。可以用对乙酰氨基酚。

6. 患"蚕豆病"(G6PD 缺乏症)的宝宝退热首选布洛芬,使用对乙酰氨基酚有发生溶血的风险。

如何判断药品是否起效呢? 使用退热药后,80% 的孩子体温会在 30~60 分钟内明显下降。假如孩子服药一个小时后,体温仍无明显变化,首先要检查一下剂量是否准确。药物需要用药品自带的吸管或量杯准确量取,假如没有,就要使用无污染的注射器,而不要使用家用汤匙等来称量,不同汤匙大小差别很大。再注意观察体温和患儿表现,不要急着加药或换药,以免引起药物过量。布洛芬至少要间隔 6 小时服用、对乙酰氨基酚至少要间隔 4 小时。很多人为了快速降温,不到间隔时间马上又服同种药,或者服用其他的退热药,这样做容易造成药物蓄积,损伤肝肾。

我看过很多妈妈留言说,孩子吃了退热药体温不降反升,或者当时退热了,后来又烧上来了。其实,不是孩子每次吃退热药,体温都可以降至正常,这与发热的病因、孩子的年龄、体温是否处于上升期都有关系。假如孩子正在寒战产热,体温处于上升期,即使使用退热药,体温也可能不降反升。

孩子吃退热药效果不好,还可能是补水不够。退热药需要通过出汗来降低温度的,如果孩子体内水分不够,会直接影响退热的效果。所以建议家长们在孩子发热时,一定要注意给孩子补水。

说到这里,提醒各位家长,应当把关注点更多地放在孩子的精神状态上,结合孩子当时的情况以及自己过往的护理经验,来综合决定何时使用退热药。

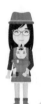

晓晓妈妈追问

宝宝现在还有咳嗽、流鼻涕,我想让他快点好,能用抗生素吗?

志玲博士回答

对于流鼻涕或鼻塞症状,建议使用生理盐水(0.9%氯化钠)冲洗鼻腔,清除鼻腔内的分泌物,起到消肿和抗炎效果,缓解鼻塞、流鼻涕等临床症状。

在宝宝流鼻涕过多的时候,可以按需使用鼻喷药物等。至于咳嗽,感冒的初期,孩子的咽部会有充血、红肿等反应,会有明显的咽部不适等状况,引发"咳嗽反射"。这种咳嗽反射是机体的自我保护作用,是一种保护性缓解,这种情况下无痰的干咳,我们就不建议使用止咳药物来止咳,也不太需要用到化痰药物。可以适当给孩子摄入一些温热的液体,一岁以上的宝宝可以喝点蜂蜜水来缓解咳嗽。

对于抗生素问题,我不建议您自行使用抗生素。抗生素最好在医生检查后按照医嘱使用。一般小儿感冒是由病毒感染引起的,并不是细菌感染,用抗生素并没有什么效果,反而可能导致耐药等问题,也就是当真正需要用到抗生素的时候反而会没有效果。

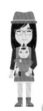 **晓晓妈妈追问**

> 谢谢志玲博士,我家的二宝一岁半,前几天发高烧到 39℃,当时在医院退烧之后身上出了很多疹子,医生说是"幼儿急疹",想向您咨询一下,什么是幼儿急疹呢?

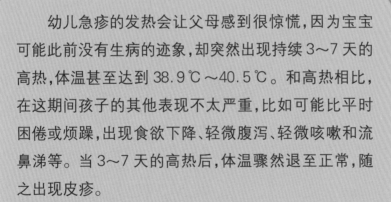 **志玲博士回答**

> 幼儿急疹的发热会让父母感到很惊慌,因为宝宝可能此前没有生病的迹象,却突然出现持续 3～7 天的高热,体温甚至达到 38.9℃～40.5℃。和高热相比,在这期间孩子的其他表现不太严重,比如可能比平时困倦或烦躁,出现食欲下降、轻微腹泻、轻微咳嗽和流鼻涕等。当 3～7 天的高热后,体温骤然退至正常,随之出现皮疹。

幼儿急疹也叫做婴儿玫瑰疹、第六病和三日热,多发生在小于 2 岁的婴幼儿,高峰是 7 个月～1 岁婴儿。可以说幼儿急疹最大的特点就是"热退疹出"了。高热消退后,孩子的颈部和上肢出现略微突出于皮肤表面的、粉红色的点状皮疹,蔓延到面部和四肢,可在 24 小时内出全,随后逐渐消退。皮疹一般情况下不痛不痒，表现为压之可褪色的斑疹或斑丘疹（突出皮肤表面），有时可呈水疱状，通常持续1～2日，少数在2～4小时内短暂出现后旋即消失。

幼儿急疹是病毒感染引起的自限性疾病，就是自己能好的，所以不要给孩子使用抗生素，也不要使用抗病毒药。家长给予对症支持治疗就行，孩子发热就用退热药，不舒服就多安抚下，等自己恢复。得了幼儿急疹后，不需要特别处理，不怕见风，可以洗澡，等宝贝自己的抵抗力慢慢恢复。高热退去超过24小时后，即使宝宝的皮疹没有退，也可以正常上学和玩耍。

宝宝发热可能有很多种情况，在此提醒各位宝爸宝妈，如果您的宝宝不到3个月，一旦发热达到38℃或更高，要马上咨询儿科医生。3个月以上的宝宝发热达到38.9℃或更高，持续24个小时以上，即使没有别的症状，也要去医院就诊。

一图读懂

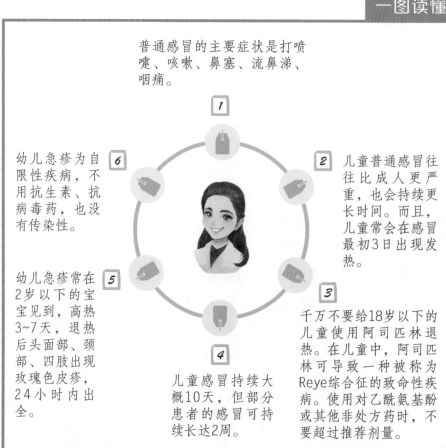

普通感冒的主要症状是打喷嚏、咳嗽、鼻塞、流鼻涕、咽痛。

1

6 幼儿急疹为自限性疾病，不用抗生素、抗病毒药，也没有传染性。

2 儿童普通感冒往往比成人更严重，也会持续更长时间。而且，儿童常会在感冒最初3日出现发热。

5 幼儿急疹常在2岁以下的宝宝见到，高热3~7天，退热后头面部、颈部、四肢出现玫瑰色皮疹，24小时内出全。

3 千万不要给18岁以下的儿童使用阿司匹林退热。在儿童中，阿司匹林可导致一种被称为Reye综合征的致命性疾病。使用对乙酰氨基酚或其他非处方药时，不要超过推荐剂量。

4 儿童感冒持续大概10天，但部分患者的感冒可持续长达2周。

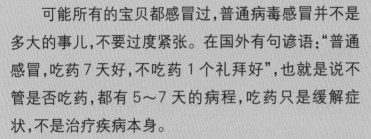

志玲博士聊聊天 (((

　　可能所有的宝贝都感冒过,普通病毒感冒并不是多大的事儿,不要过度紧张。在国外有句谚语:"普通感冒,吃药7天好,不吃药1个礼拜好",也就是说不管是否吃药,都有5～7天的病程,吃药只是缓解症状,不是治疗疾病本身。

　　发热应选择对乙酰氨基酚和布洛芬退热,38.5℃不是绝对的用药指标,更重要的是观察精神。幼儿急疹引起的高热也不用惊慌,对症退热治疗即可。

●------ 第 9 节　宝宝总咳嗽，会是肺炎吗 ------●

 月月妈妈提问

> 志玲博士您好，我家宝宝今年 4 岁了，今天从幼儿园回来有些咳嗽，我需要马上给她用抗生素吗？大家都说咳嗽不治好，就会导致肺炎，我好怕她咳着咳着就变成肺炎了。

志玲博士回答

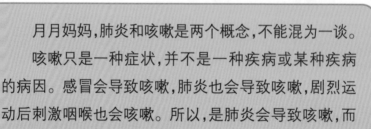

> 月月妈妈，肺炎和咳嗽是两个概念，不能混为一谈。
>
> 咳嗽只是一种症状，并不是一种疾病或某种疾病的病因。感冒会导致咳嗽，肺炎也会导致咳嗽，剧烈运动后刺激咽喉也会咳嗽。所以，是肺炎会导致咳嗽，而不是咳嗽不治疗会导致肺炎！而至于要不要用抗生素，要看是否是细菌感染。

　　咳嗽是人体的一种自然反应，主要作用是由内向外地排出病原体和刺激物，是一种对身体有好处的反应。人的呼吸道与外界相通，很多细菌和病毒容易感染呼吸道，这会导致鼻腔产生黏液、抗体等分泌物，而这些分泌物多了就会堆积到咽喉处，而且咽喉也有自己的分泌物。假设这些分泌物一直不能排出，堵塞在呼吸道里，很快就会将呼吸道"堵死"。

　　肺炎是由病原体或其他因素所引起的肺部炎症。根据病因可以分为细菌性、病毒性、支原体、衣原体、原虫性、真菌性和非感染病因等类型。如果宝宝感染某些病原体(比如流感病毒),病原体从上呼吸道往下呼吸道侵袭,而免疫系统又不能抵抗病原体入侵的话,就会有一定概率导致肺炎。绝大多数得了肺炎的孩子,其实是一开始就感染了肺炎的病原体,不要"冤枉"咳嗽哦。

世界卫生组织提供了简单的肺炎初步诊断方法,那就是在宝宝安静的状态下计数每分钟呼吸的次数。如果小于 2 月龄的宝宝呼吸频率≥60 次/分钟,2 月龄~1 岁的宝宝≥50 次/分钟,1~5 岁的宝宝≥40 次/分钟,5 岁以上的宝宝≥30 次/分钟,就要考虑肺炎的可能性,建议去医院排查。

 月月妈妈追问

> 如果孩子患上肺炎,那该怎么吃药呢? 我要不要给她提前吃点感冒药或者抗生素来预防肺炎呢?

志玲博士回答

> "提前"吃感冒药或抗生素,都无法预防肺炎,反而可能增加细菌耐药风险,一旦不幸真正感染肺炎,可能将会更难治疗。

需要注意,并不是所有的肺炎都需要用到抗生素。细菌感染造成的肺炎应该使用抗生素治疗,并且要严格遵守医嘱,足量足时用药。而对于病毒感染导致的肺炎,抗生素就没有什么用武之地了,用了也杀不死病毒。对于症状轻微的患者,医生一般会对症处理(比如发热导致不舒服就使用退热药),症状严重的患者就可能需要住院治疗了。

常见的抗生素种类包括青霉素类、头孢菌素类、大环内酯类(如红霉素、罗红霉素、克拉霉素)以及人工合成的喹诺酮类(如氧氟沙星、诺氟沙星)等。

抗生素起效需要稳定的血药浓度或者组织浓度,医生会具体根据感染的部位、感染的病菌类别选择抗生素种类以及给药途径,必要时患者需要住院治疗。服用抗生素一定要严格遵循医嘱,建议使用疗程大于7天,切忌吃吃停停或者频繁更换,防止造成细菌耐药。自行服用抗生素也会增加耐药细菌产生的概率。

一图读懂

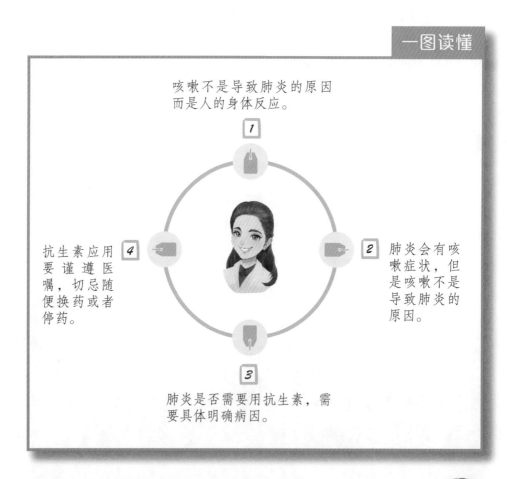

咳嗽不是导致肺炎的原因而是人的身体反应。

1

2 肺炎会有咳嗽症状,但是咳嗽不是导致肺炎的原因。

3

肺炎是否需要用抗生素,需要具体明确病因。

4 抗生素应用要谨遵医嘱,切忌随便换药或者停药。

志玲博士聊聊天 (((

预防肺炎最好的方法是接种疫苗,勤洗手,勤通风,增加宝宝抵抗力。

●------ 第9节　宝宝腹泻老不好该怎么办 ------●

 紫琪妈妈提问

> 志玲博士您好,我女儿目前8个半月大,腹泻已经两天了,一天大概八九次,大便像"蛋花汤"一样,不带血。其间还吐了一次,没有发烧。宝宝精神还可以,吃奶正常,目前是不是只能喝奶、喝白粥? 可不可以喝点果汁? 疫情期间我们也不太敢去医院,要不要去医院打吊针? 可不可以吃点止泻药?

 志玲博士回答

> 家长您好,您的问题我已经认真看完了。您宝宝的大便是蛋花汤样,目前又是秋季,考虑轮状病毒导致的腹泻的可能性最大。
>
> 虽然听您的描述,目前宝贝脱水不严重,但仍需要密切观察。

宝宝腹泻的常见原因有:突然更换奶粉品牌;短时间内吃了过多的高纤维食物(如水果、蔬菜、粗粮等);食物中含有刺激性成分(如重口味调味料等);对奶粉蛋白、鸡蛋、鱼虾、坚果等食物过敏;肠道感染了病毒、细菌等微生物(如冬季比较常见的轮状病毒、诺如病毒,夏季比较常见的大肠杆菌、沙门菌、痢疾杆菌等）。

您最近要留意孩子有没有脱水症状，注意观察尿量有没有减少、皮肤弹性有没有变差、哭时有没有眼泪减少等。孩子出现上述脱水的症状，应该立刻去医院就诊，严重的话医生可能会给予静脉补液。

大多数腹泻其实不需要马上去看医生，只要继续让宝宝正常进食，同时注意预防脱水，腹泻就会很快好转。尤其在疫情期间，如果不方便去医院，可以尝试以下护理和用药方案。

1. 预防脱水。宝宝腹泻最怕脱水，世界卫生组织（WHO）和联合国儿童基金会都推荐喝口服补液盐来预防脱水。口服补液盐一般在药店能买到，需要按照药品说明书兑水喝。如果喂的时候宝宝吐出来了，可以隔几分钟再喂，但一定要尽快让他喝完，推荐使用口服补液盐Ⅲ。

2. 修复胃肠黏膜。补锌也是治疗腹泻的有效方法。6个月以上的宝宝推荐每天补锌20毫克，补10～14天；6个月以下的宝宝一般不缺锌。需要强调的是，20毫克是指药物中的锌含量而不是指药物量，比如一袋70毫克的葡萄糖酸锌颗粒相当于10毫克锌，那么大于6个月的宝宝每天要喝两袋。家长在给宝宝吃补锌药的时候，要注意查看包装或说明书上的锌含量。

3. 恢复肠道生态平衡。益生菌可以促进腹泻宝宝的肠道菌群恢复生态平衡，抵抗病原菌的繁殖和侵袭，有助于腹泻恢复。如果是急性病毒感染导致的腹泻或者是大量长期使用抗菌药物之后导致的腹泻，可以服用益生菌，具体菌种可以考虑使用布拉氏酵母菌或者鼠李糖乳杆菌；但是也需要强调，关于益生菌的作用目前仍证据不足。

4. 继续喂养。只要宝宝没有严重的呕吐，都是可以继续吃东西的，这并不会加重腹泻，反而可以补充因为腹泻而丢失的营养。传统观念认为只能喝白粥也是错误的。如果是吃母乳的宝宝，照常喂养就可以了，妈妈尽量不要吃容易腹泻和没有尝试过的食物。如果是喝奶粉的宝宝，如果有乳糖不耐受，可以暂时喝防腹泻的去乳糖奶粉，腹泻好了以后再换回原来的奶粉。如果是吃辅食的宝宝，暂时不要添加新的辅食，最好给他吃些清淡少油、容易消化的食物，注意制作和保存卫生。此外，不要给宝宝喝果汁，不要吃太甜、太咸、太油腻的食物，否则可能加重腹泻。

5. 不要乱用药。不要给宝宝用止泻药，止泻药对治疗成人腹泻有一定的作用，但对儿童腹泻没有实质性的疗效，甚至可能有害。也不要随意给宝宝用抗生素，滥用抗生素反而会加重腹泻。目前没有证据表明，儿童腹泻需要服用抗病毒药物、抗生素或中成药。

6. 预防"红屁股"。腹泻时宝宝大便次数增加,大便量增多,如果纸尿裤更换不及时容易引起"红屁股"。所以只要宝宝一排尿排便,家长就要立即更换纸尿裤,换之前记得先用温水清洗宝宝的屁股。可以厚厚地涂一层氧化锌软膏隔离大便。

7. 当宝贝脱水进一步加重,或有呕吐、精神烦躁、意识变差、腹泻进一步加重、水样泻、"红屁股"、心率呼吸加快、发热等情况,都建议及时到医院就诊。

疫情期间,您可能出门不太方便,所以我今天推荐的都是非处方药,可以通过网上药店或实体药店购买到。还是要强调一下,远程咨询有局限性,没有做检查我无法判断是细菌还是病毒感染,也无法远程诊断,并且您的宝贝小,病情变化很快,有风险,您需要密切关注孩子的情况,及时去医院就诊。

紫琪妈妈追问

志玲博士您好,感谢您细致的分析,您的答复使我心安了许多!已经按照您的方法护理和用药了,特别管用,宝宝今天的大便糊糊的、黄黄的,很好,特别开心。

志玲博士回答

宝贝目前精神、食欲都正常,生长发育比较正常,也没有"红屁股",所以不用特别紧张,按照我前面说的方法用药和护理即可。

感谢您的信任,您是一个特别好学特别仔细认真的学习型好妈妈,为您点赞,祝宝贝健康茁壮成长!

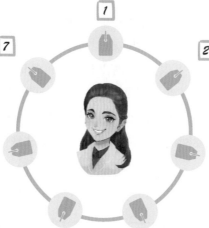

腹泻后需要观察尿量有没有减少、皮肤弹性有没有变差、哭时有没有眼泪减少等，有任何脱水的症状应该立刻去医院就诊。

1

7 推荐接种轮状病毒疫苗。

2 吃母乳的宝宝，大便会稍微稀一点，只要孩子精神好、正常长体重、尿量正常就不怕。

6 宝宝腹泻，绝大多数时候不要吃抗菌药物。

3 宝宝腹泻，要第一时间补充口服补液盐。

5 不要盲目吃止泻药。

4 6个月以上的宝宝补锌可以促进胃肠黏膜的修复。

志玲博士聊聊天))

　　广义上来说,腹泻的原因不外乎三种：细菌、病毒、其他(过敏等)。细菌感染的一般大便黏、臭、绿,还有血丝,经常伴有发热,需要使用抗菌药物。最常见的引起腹泻的病毒为诺如病毒和轮状病毒,轮状病毒腹泻典型特征是蛋花汤样的大便。牛奶蛋白过敏导致的腹泻需要换为氨基酸奶粉或者深度水解奶粉等。

•----- 第 10 节　便秘和"攒肚"是一回事吗 -----•

婉婉妈妈提问

> 志玲博士,我家女儿婉婉 8 个半月大,母乳喂养为主,偶尔加一点辅食。婉婉最近一个月来都是 5 天才拉一次大便,大便有点硬,排便时很痛苦,在肛门口能看到突出来的一团肉肉,请问怎么办?

志玲博士回答

> 感谢您的信任,宝宝的情况很可能是婴幼儿便秘。便秘的主要表现为大便次数减少(1 周内≤2 次),且持续 1 个月以上,便质干硬,排便不畅,甚至大便时出血。

　　便秘主要分为两种——器质性便秘和功能性便秘。孩子便秘大多情况下都属于功能性便秘。极少数儿童会发生器质性便秘,这类患儿一般在新生儿时期就会出现排便问题。下面针对功能性便秘提出一些建议,希望对您有所帮助。

　　1. 首先从调整饮食入手。尽量母乳喂养(喝配方奶的孩子不建议频繁换奶粉品牌),6 个月大时及时添加辅食。每天至少两次辅食,且选择蔬菜泥、水果泥等纤维含量高的配方,可适量加点食用油。食物不要太精细,可增加糙米、全麦食品等。

　　至于"通便食物",不要迷信香蕉的作用,吃过多生香蕉反而可能引起或加重便秘。给便秘的孩子推荐的水果包括西梅、梨、红心火龙果、葡萄、橙子、木瓜、桃子、苹果、番石榴等。饮食中还要注意,不要过量补钙,补钙过多可能导致孩子便秘。

2. 排便训练很重要。在孩子18个月大后,建议对孩子进行科学的排便训练。您的宝贝目前只有8个多月,还不需要,可以等到了18个月的时候做一些准备。

(1) 准备儿童马桶(或安装儿童坐便套),不建议直接使用成人马桶。

(2) 训练定时排便,推荐每天晨起坐便盆,此时不可以玩手机、看书等。

(3) 训练限时排便,一般5~10分钟,不要催促孩子。若孩子较长时间仍拉不出来,也不要逼迫孩子长期蹲坐,否则可能引起脱肛或加重便秘。

(4) 如果孩子不配合,不要责骂、勉强,可暂停排便训练。此时可通过一些绘本读物,让孩子认识到排便是正常的生理现象,人人都要排便。

(5) 孩子在接触新环境(比如刚上幼儿园)时,由于心理因素,可能会憋着不大便,时间久了也会导致便秘。家长关注到这种情况时,要及时和孩子沟通,打消孩子的心理顾虑,可以借助相关的绘本教育孩子,进而使他喜欢上使用马桶。

3. 必要时使用通便药物。如果通过饮食调整、排便训练等都不能缓解孩子便秘的情况,则要在医生的指导下使用药物。便秘好发于任何年龄,家长千万不可根据自己的经验给孩子用药。针对小儿便秘,临床上现主张选择膨松剂和渗透性通便剂,避免长期应用刺激性泻剂。

(1) 乳果糖:乳果糖是孩子便秘的首选药物,是渗透性缓泻药,安全系数较高,且口味是甜的,孩子容易接受。乳果糖不被人体吸收,在结肠中通过消化细菌分解后发挥缓解便秘的作用,但它最明显的缺点是,会在细菌作用下产生气体,可能引起腹胀等不适感。

(2) 聚乙二醇4000(或聚乙二醇3350):聚乙二醇4000是常见的膨松剂,不被人体吸收,进入肠道后形成柔软的凝胶,可降低粪便硬度。它不会导致腹胀或胃肠胀气,也不会导致水盐代谢紊乱,因此更适用于婴幼儿的便秘。但该药不宜用于炎症性器质性肠病及未确诊的腹痛患者,服用此药时最好与其他药物间隔2小时。聚乙二醇4000是处方药,说明书中写的是适合8岁以上的儿童便秘的症状治疗,最长疗程不应超过3个月。聚乙二醇3350相对来说更安全,目前国内没有,部分家长会通过国际电商购买。

(3) 开塞露:开塞露是刺激型泻药,主要成分是甘油,通过肛门插入给药。可偶尔使用,不建议长期使用。长期使用会造成孩子对药物产生依赖,形成不使用开塞露就不大便的习惯。若临时没有开塞露,可用肛门温度计抹上凡士林或者植物油来进行刺激。

此外,辅助按摩也对缓解便秘有帮助。可以以肚脐为中心,按顺时针方向轻轻按摩孩子的腹部,促进孩子的肠蠕动。而益生菌通常没必要补充,目前关于益生菌治疗便秘并没有充足的科学证据。

儿童便秘重在预防,合理膳食、适量运动、保持心情愉悦,均有助于预防和缓解便秘。便秘的孩子如果在尝试上面办法 24 小时后还未排便,建议就诊,严重者需排查器质性便秘。

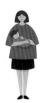
婉婉妈妈追问

> 感谢志玲博士的详细科普,那再麻烦问一下,乳果糖口服液需要吃多长时间? 安全吗? 会形成依赖吗?

志玲博士回答

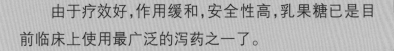

> 由于疗效好,作用缓和,安全性高,乳果糖已是目前临床上使用最广泛的泻药之一了。

乳果糖属于渗透性泻药。人体肠道内没有分解乳果糖的酶,因此乳果糖口服后在胃肠道几乎不被吸收入血。乳果糖以原型到达结肠后,被结肠的菌群分解代谢为有机酸,导致肠道内的 pH 下降,使水、电解质保留在肠腔中,产生高渗透压,从而增加粪便的体积,促进排便。讲大白话就是"原样进,原样出,路过的时候把大便带出来"。乳果糖还是一种益生元,有助于促进肠道有益菌群的生长。

以 100 毫升:66.7 克规格的乳果糖为例,用于治疗便秘时,7～14 岁儿童推荐的起始剂量为 15 毫升/日,维持剂量为 10 毫升/日;3～6 岁儿童起始剂量 5～10 毫升/日,维持剂量 5～10 毫升/日;婴儿起始剂量 5 毫升/日,维持剂量 5 毫升/日。乳果糖适宜在早餐时一次服用,如果剂量比较大,也可分为一日 2～3 次服用。治疗几天后,可根据便秘情况酌减剂量。服用该药通常 1～2 天就可见效,如果 2～3 天后仍然没有明显的效果,可以考虑增加剂量。

对于使用乳果糖的疗程，没有具体的限制，可每日服用，直至规律排便为止。对于急性便秘患者，短期服用就可恢复排便规律。对于慢性便秘患者，乳果糖的服用疗程可以月为单位计算，有时需要用到半年甚至一年的时间。现有研究表明，长期使用乳果糖的安全性和耐受性良好，由于不被吸收入血，几乎不会引起全身的副作用。

个别患者治疗初期可能会出现腹胀、恶心症状，通常继续服药或用一倍水稀释后可消失。如果剂量高于推荐治疗剂量则可能会出现腹痛、腹泻等胃肠道症状，此时应减少用药剂量或者停药。

6个月以上的儿童就可以安全使用乳果糖，但注意不同年龄儿童推荐剂量不同，详见用法用量。乳果糖的吸收量极小，可用于孕期便秘。常规推荐剂量的乳果糖可安全用于哺乳期妈妈，用药后不影响对宝宝的哺乳。但注意使用时间超过6个月时定期监测电解质。由于乳果糖口服后几乎不被吸收，不会进入血液循环，也不需要肝脏代谢和肾脏排泄，因此不会伤肝肾。

最后需要说明的是，虽然乳果糖疗效和安全性都可靠，但药物并不是治疗便秘的首选。增加膳食纤维和水的摄入，增加运动，建立良好的排便习惯，保持良好的精神状态，是治疗便秘的基础措施。当这些措施无效时，再在医生指导下联合药物治疗或其他治疗。

婉婉妈妈追问

我隔壁邻居家的宝贝5个半月，纯母乳喂养，9天才拉一次大便，为啥医生没有诊断为便秘？

志玲博士回答

根据您描述的情况，您邻居家的宝贝可能是"攒肚"，不需要特别处理，而您的宝贝可能是便秘。

宝宝攒肚是正常现象,多见于纯母乳喂养的宝贝。宝宝刚出生时,由于吃母乳,大便很稀,次数很多。可是到1～2个月以后,大便就慢慢变成每天1～2次,继而会2～3天拉一次大便,甚至四五天、七八天都不排便,同时可能伴有腹胀,爱放很臭的屁。不过宝宝没有不适的感觉,而且大便是糊状的,并不干燥。

60%左右的宝宝会发生攒肚。这是因为,宝宝满月后消化能力逐渐提高,致使每天产生的食物残渣很少,不足以刺激直肠形成排便,最终导致攒肚。

而便秘不仅仅是指大便次数减少,更重要的是指大便硬结、干燥、排出困难。有时坚硬粪便擦伤了肠黏膜还会在粪便外粘有血丝或黏液,大而硬的粪块还会造成肛裂、肛门疼痛,使孩子食欲减退、腹胀、左下腹可触及粪块,这一点和攒肚是截然不同的。

一图读懂

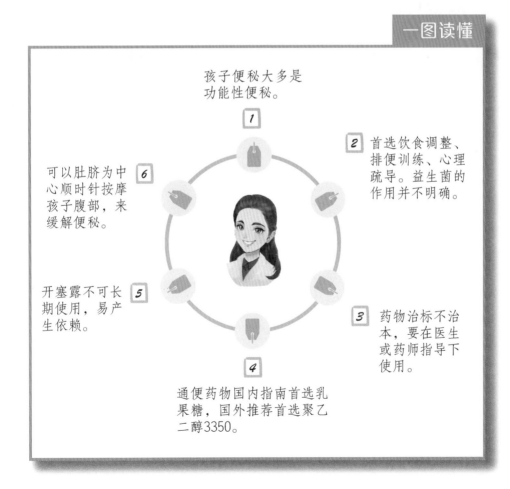

孩子便秘大多是功能性便秘。

1

2 首选饮食调整、排便训练、心理疏导。益生菌的作用并不明确。

6 可以肚脐为中心顺时针按摩孩子腹部,来缓解便秘。

5 开塞露不可长期使用,易产生依赖。

3 药物治标不治本,要在医生或药师指导下使用。

4

通便药物国内指南首选乳果糖,国外推荐首选聚乙二醇3350。

志玲博士聊聊天))

　　便秘是指宝宝大便干燥,排便费力并引起痛苦,而不仅仅是排便间隔延长。导致便秘的主要原因是辅食添加不当,低纤维素饮食,额外补钙,不按规定比例冲调奶粉,食物过敏,排便习惯不好等。香蕉更多时候用来治疗腹泻,而不是治疗便秘。对便秘的宝宝,还建议大便结束后用温水冲洗肛门,用柔软的小毛巾擦干肛门部位的皮肤,有条件还可以涂抹护臀霜,以预防肛裂。

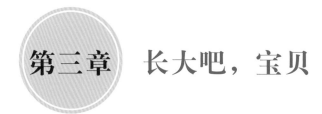

第三章　长大吧，宝贝

●----- 第 11 节　宝贝为什么会比同龄人矮一截 -----●

小云妈妈提问

> 志玲博士您好，我家云云现在 9 岁零 2 个月，个子大概 130 厘米，比同龄孩子矮一截。前两天带她去医院拍片子，医生说骨龄 10 岁了，这种情况需要打生长激素吗？如果打生长激素有没有什么副作用？

志玲博士回答

> 家长您好，您的问题已经收到。如果孩子身高偏矮，建议先根据儿童生长曲线表判断落后程度。

首先看一下中国 2～18 岁儿童身高、体重百分位曲线图（本书附录中有），横坐标是孩子的年龄，纵坐标是身高，而 7 根曲线指的是我国男孩/女孩对应年龄身高所处的百分位数,由上到下分别代表处在同龄儿童第97%(很高)、90%(比较高)、75%(较高)、50%(平均)、25%(较矮)、10%(比较矮)、3%(很矮)。如果孩子的身高处于10%以下的位置,建议去医院的儿童内分泌科就诊。

您的孩子身高大致处于第25%位置,只是比同龄段的孩子矮了一点,不建议打生长激素,可以通过营养、运动、睡眠、心理等方式来干预,帮助孩子健康成长。

生长激素是调节人体骨骼发育的激素,我们听说过的"侏儒症"就是缺乏生长激素引起的。外源性生长激素已经应用数十年,可以弥补4～6厘米的身高,治疗了将近百万矮小症儿童。骨骺可以看作骨骼生长的"预备役",患生长激素缺乏症的孩子还需要检查骨龄,确认骨骺是否闭合。骨骺一旦闭合,打生长激素也是无效的。

对于需要生长激素治疗的孩子,治疗过程中还要补充营养,适当运动,保证充足的睡眠和愉快的心情。家长还需要记录孩子的身高变化,定期带孩子复查。而生长激素的不良反应包括过敏、局部刺激、关节痛、血糖升高、股骨头滑脱、甲状腺素减少等,但发生率较低,可以得到控制并恢复正常。关于"使用生长激素会增加白血病、颅内肿瘤、心血管疾病的风险"的说法,并无充分证据,国内外已有很多研究表明使用生长激素与糖尿病、肿瘤之间并无必然联系,但仍强调需要监测肿瘤相关指标。

 小云妈妈追问

谢谢您的回答。我和爱人的个子都不高,孩子还可以长高吗?想让她长高一点还需要注意什么呢?

志玲博士回答

遗传因素是影响孩子身高的重要因素。如果孩子的预测身高较矮,可以较早干预,在一定程度上可改善遗传劣势,但不要期望远远超过遗传靶身高。

预测孩子身高范围(又叫遗传靶身高)的公式主要有两个：CMH 法和 FPH 法。CMH 法是 20 世纪 70 年代美国创立的预测遗传身高方法，目前在国内普遍应用。FPH 法创立于瑞士，相对复杂难操作，但预测结果可能更准确。

CMH 法公式：男孩身高 =(父亲身高 + 母亲身高 + 13)/2

女孩身高 =(父亲身高 + 母亲身高 - 13)/2

FPH 法公式：男孩身高 = 45.99 + 0.78 × 父母平均身高

女孩身高 = 37.85 + 0.75 × 父母平均身高

孩子的身高受遗传、营养、运动、睡眠及心理等因素共同影响，虽然遗传无法改变，但是后面四个是完全可以干预的。就像俗语所说的：七分天注定(遗传因素占 70%)，三分靠打拼(环境因素占 30%)。如果能够做到均衡营养、合理运动、按时休息，可以将孩子的遗传潜力发挥到最大限度。

1. 营养摄入：给孩子提供多样化的饮食中，使孩子摄取适宜且充足的营养物质，为生长发育提供必要的营养。据研究，有助于骨骼生长的食物主要包括：全谷类食物、深色蔬菜(其中的钾离子能帮助骨骼发育及钙质的吸收)、非油炸白肉(如鸡肉)，以及非油炸瘦肉(牛、羊、猪肉等)。

2. 合理作息：人体内的生长激素分泌有两个高峰时段，分别是 21 点至凌晨 1 点、早上 5~7 点，大部分生长激素是在夜间孩子熟睡状态下分泌的。晚上 10 点前后，生长激素分泌量达到最高，可以达到白天的 5~7 倍。熬夜学习、看电视、玩游戏或睡前吃得过饱都会影响孩子的身高增长。因此建议在 9~10 点上床睡觉，保证 9 小时以上的高质量睡眠时间。深睡眠时间越长，生长激素分泌就越多，越有利于身高增长。

3. 体育锻炼：运动后人体的生长激素释放会明显增加。合理的体育锻炼加上良好的睡眠不仅能增强儿童的免疫力，而且会促进儿童的身心健康，为身高增长起到保驾护航的作用。基本上所有需要"跑、跳、蹦"的运动都可以促进骨骼的发育，不限于跳绳、摸高、篮球等。

4. 关注儿童心理健康：保持轻松愉悦的心态对孩子的身高增长也有帮助，建议不要给孩子过多压力，不要过于关注其身高，可以尝试鼓励孩子的强项，帮助孩子建立自信。需要注意，夫妻吵架等不良环境会让孩子体内皮质醇升高，抑制生长激素的分泌。

5. 盲目补钙并不能促进长高：循证医学表明，儿童补充钙质只会让下肢骨密度增加约 1.7%，而且一旦停止补充，就可能恢复原状。在不缺钙的情况下，所有盲目补钙措施都不能促进长高。

绝大多数时候可以靠饮食、运动、睡眠
等促进长高，不需要打生长激素。

1

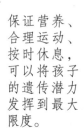

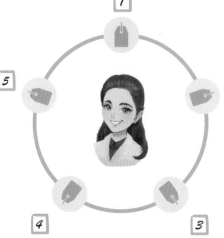

5 保证营养、
合理运动、
按时休息，
可以将孩子
的遗传潜力
发挥到最大
限度。

2 如果孩子的身
高明显偏矮，
需要去儿童内
分泌科门诊咨
询医生，做骨
龄全面检查。

4 遗传因素是影响身
高的重要因素，
CMH法或FPH法有助
于预测遗传身高。

3 生长激素有一定的副作
用，但都是可控的，使
用期间医生会进行监
护，随时妥善处理不良
反应。家长们切忌自行
使用。

志玲博士聊聊天 ((

爸爸妈妈都希望自己的宝贝能成为"长腿欧巴"，
但是三分天注定、七分靠打拼，不要盲目和别人家孩
子比，更多应和自己比，和父母的身高比较。如果经
内分泌科医生确诊为生长激素缺乏，可以由医生判断
是否需要在密切监测下补充生长激素。

第12节　乳房提前发育会不会是性早熟

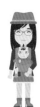

佳佳妈妈提问

志玲博士，您好。我家女儿今年 7 岁半了，感觉她最近有点发胖了，而且乳房有些发育了。按理说这个年纪不应该呀？这个是性早熟吗？如果我女儿确诊性早熟了，对身高会有影响吗？

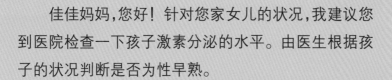

志玲博士回答

佳佳妈妈，您好！针对您家女儿的状况，我建议您到医院检查一下孩子激素分泌的水平。由医生根据孩子的状况判断是否为性早熟。

孩子一出生就能分辨是男孩还是女孩，依靠的是第一性征（生殖器的差别）。而孩子通常在进入青春期后开始出现男女身体的第二性征，包括：乳房发育、阴茎变长、睾丸增大、阴毛和腋毛生长、长喉结、长胡须、声音改变等。

性早熟的孩子比 95% 同样性别的孩子性发育都要早。一般女孩在 8 岁之前，男孩在 9 岁之前出现第二性征，或者女孩在 10 岁之前出现月经初潮就被定义为性早熟。性早熟有以下三种不同的类型。

1. 中枢性性早熟：指大脑里分管性发育的中枢"司令部"提前启动，发布青春期发育指令，从而促进青春期发育。原因可能是特发性的因素或脑内病变，比如肿瘤、脑创伤、脑积水等。

2. 外周性性早熟：在没有大脑性发育中枢"司令部"下达发育指令的情况

下,性腺或肾上腺分泌的雌激素或者雄激素过多,或使用了外源性的性激素(例如误服用了避孕药)而导致的性早熟。

3. 良性青春期变异:这种情况下,虽然第二性征提前了,但是没有疾病表现,没有"进行性"的性发育,最终身高也不会受到影响。比如,一些孩子在 2～3 岁的时候就出现乳房发育,这些孩子一般不需要治疗,但需要医生检查患儿是否有青春期发育的其他征象,监测生长。如果发现有进行性的青春期发育,就不属于良性青春期变异的范畴了。

关于孩子的身高,一般女孩子长个儿大概从 10 岁开始,在乳房发育 1～2 年后出现生长突增,一年能长 6～12 厘米,持续 1 年左右的时间,月经初潮来临后开始减速。一般月经来潮后再长 3～5 厘米就达到成年身高。男孩的长高比女孩开始得晚,一般在 12 岁左右,大致在变声前后出现生长突增,一年增高 7～12 厘米,大约持续 1～1.5 年,出现遗精后生长减速。

性早熟可导致更早地出现生长加速,就有可能使最终身高低于原本应该有的水平。为什么不说"肯定"低于原来的水平?因为有一部分性早熟的孩子进展很缓慢,例如乳房发育早的女孩不一定月经来潮也早,很可能成年身高不受影响。

如果发现孩子有性早熟迹象了,需要带孩子尽早就医,让医生来评估性早熟的类型,以及性发育的进程到了哪个阶段,判断性早熟的病因,以明确是否需要用药物干预治疗。

一图读懂

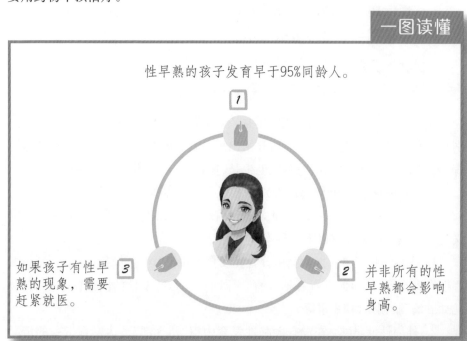

性早熟的孩子发育早于95%同龄人。

1

如果孩子有性早熟的现象,需要赶紧就医。 3

2 并非所有的性早熟都会影响身高。

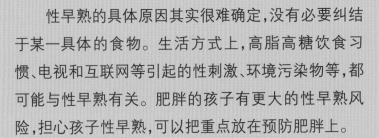

志玲博士聊聊天 (((

　　性早熟的具体原因其实很难确定，没有必要纠结于某一具体的食物。生活方式上，高脂高糖饮食习惯、电视和互联网等引起的性刺激、环境污染物等，都可能与性早熟有关。肥胖的孩子有更大的性早熟风险，担心孩子性早熟，可以把重点放在预防肥胖上。

　　在饮食上，要保证膳食纤维的摄入，控制精制碳水化合物(糖类)的摄入，注意限制甜食、甜饮料(包括果汁)和饱和脂肪(肥肉、动物油脂)的摄入。多运动，建议平时让孩子多户外活动，家长最好能带着孩子参加一些活动，比如散步、跑步、游泳、篮球、跳绳等，养成运动的习惯。

第13节　孩子真的需要补钙、铁、锌吗

晓琪妈妈提问

您好,我家宝宝现在有1岁多了,最近发现脑袋后面头发稀疏,大概就是接触枕头的地方,请问是缺钙吗? 宝宝平时不爱吃饭,听说补锌可以胃口更好,是真的吗? 如果需要补的话具体应该如何补充?

志玲博士回答

晓琪妈妈您好,您的问题已经收到。您描述的"枕秃"是孩子换发及出汗、摩擦等导致的生理现象,宝宝的后脑头发被反复摩擦造成的,不是什么疾病,和缺钙无关。如果没有别的症状不需要到医院进行检查。

另外,关于"缺钙"还有很多误区需要破除:不易入睡、夜惊、夜啼、夜间盗汗、出牙晚、牙齿排列不齐……其实都和缺钙无关。

除非是早产、低出生体重的孩子,一岁前母乳和配方奶基本能满足孩子对钙的需求。正常孩子生后几天开始每天需补充400国际单位的维生素D,1岁到2岁期间每天需600国际单位。对喝配方奶粉的孩子来说,每天喝1 000毫升以上配方奶粉则不需要额外补充维生素D。

在日常生活中要注意让孩子多吃含钙丰富的食物,如奶类、豆制品、蔬菜、牛奶等,以预防佝偻病,此外并不需要专门补钙。即便要补钙,也应先检查日常饮食是否存在缺陷、孩子是否有佝偻病表现再做决定。如果确实缺钙,可以补充钙片,

但必须注意，过量补钙反而可能导致孩子便秘，影响铁、锌的吸收，增加肾脏负担。把枕秃和缺钙及佝偻病划上等号，这种误区让太多的孩子补了不必要的钙。

锌是人体生长发育过程中必需的微量元素之一，可影响骨细胞分化和增殖，常被誉为"生命之花"和"智力之源"。正常饮食的孩子一般不需要常规补锌。这些情况下孩子可能缺锌：妈妈孕期锌摄入不足，早产，孩子挑食或很少吃红肉、蛋类、海鲜等食物。缺锌主要表现为生长发育迟缓、烦躁不安、骨发育延迟、皮炎、腹泻、反复感染、食欲低下、味觉异常、脱发、行为改变等。

一般情况下，可以通过食物来补充锌。每 100 克动物性食品中大约含有 3～5 毫克的锌，而动物性蛋白分解后产生的氨基酸也能够促进锌的吸收。动物性食品含锌较高的食物有瘦肉、猪肝、蛋黄等，尤其是牡蛎中含锌较高。植物性食品中含锌就比较少，每 100 克植物性食品中大约只含有 1 毫克的锌。在植物性食品中含锌比较高的有大豆、花生、小米、萝卜、核桃、芝麻及紫菜等。

晓琪妈妈追问

我家晓琪和其他小朋友相比脸色有点苍白，没那么红润，不知道是怎么回事，请问这是贫血吗？需不需要补铁？

志玲博士回答

判断孩子是不是贫血，最好的办法还是去医院检查血红蛋白含量，仅仅根据脸色苍白是无法确诊的。考虑到您的宝宝 1 岁多，正处在生长发育迅速的阶段，如果明显偏食，那么是有贫血可能的。

宝宝出生前从母体获得的铁储备一般可满足其出生后 4～5 个月的生长需求，但在 6 个月至 2 岁期间，由于生长发育迅速，对铁的需要不断增加，如果辅食添加不当或饮食搭配不合理，就容易缺铁。

在合理喂养的前提下,宝宝从 4～6 个月起应逐渐添加富含铁的辅食,如强化铁的婴儿米粉、肉泥、肝泥等;早产儿出生 2～4 周就要开始酌情补充铁元素直到矫正 12 月龄,可采用强化母乳或早产儿配方奶喂养以减少铁剂补充的剂量。对于较大的婴幼儿,可选择的辅食更多,包括瘦猪肉、牛肉、动物肝脏、动物血等,这些食物含铁量高且含血红素铁较多,容易被人体吸收利用。蛋黄中也有较高的铁,但其吸收率不如肉类。喂养孩子应荤素合理搭配,做到均衡饮食。

如宝宝有生长缓慢,食欲差,皮肤、口唇、指甲苍白或容易疲倦等表现,应到正规的医院进行相关检查,由专业的临床医生评估诊断是否缺铁,并使用铁剂进行补铁治疗。

目前使用的铁剂

药品名称	含铁量	用法	特点比较
硫酸亚铁	20%		口服无机铁易于吸收
葡萄糖酸亚铁	11.60%	预防用药:1～2 毫克/千克/天,1 次给药 治疗用药:3～6 毫克/千克/天,分 1～2 次给药,贫血纠正之后,需继续补铁 2 个月,以恢复机体储存铁水平	口服有机铁胃肠道反应较轻,其中蛋白琥珀酸铁胃肠耐受性较好,可餐前服药
琥珀酸亚铁	35%		
富马酸亚铁	33%		
右旋糖酐铁	每片含元素铁 25 毫克		
蛋白琥珀酸铁口服溶液	15 毫升∶40 毫克		
蔗糖铁	5 毫升∶100 毫克	体重≥14 千克,用 1 毫升,≤14 千克,按 1.5 毫克/千克计算用量	静脉用药能被人体完全吸收,起效快,但不良反应多见

需要提醒一下,口服铁剂还有几点事项。

1. 口服铁剂多为亚铁离子形式,具有"收敛性",服用后可引起轻度恶心、呕吐、上腹部不适等反应,饭后服用可减轻不适。

2. 维生素 C 与铁同服有利于铁剂吸收,如果宝宝难以适应药用维生素 C 剂的口味,可选择富含维生素 C 的蔬菜、水果作为替代。浓茶、牛奶、某些抗生素(四环素、喹诺酮类)可抑制铁剂的吸收,应避免同服。

3. 铁会与肠道内硫化氢结合,减少肠蠕动,引起便秘,并使大便出现黑色,一般停药后即可恢复。若停药后,第三次大便仍有黑色,应到医院咨询。

4. 对于喂药困难的婴幼儿,可以间断性、小剂量(每千克体重 1～2 毫克)补铁,每日 1 次或每周 1～2 次,连吃 2～3 个月,亦可达到补铁的效果。

并非所有孩子都需要
补充钙、铁、锌。

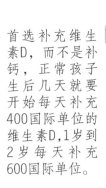

5 首选补充维生
素D，而不是补
钙，正常孩子
生后几天就要
开始每天补充
400国际单位的
维生素D，1岁到
2岁每天补充
600国际单位。

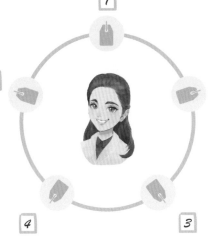

2 缺锌主要考
虑食补。

4 如缺铁严重需要
用铁剂补充。

3 缺铁要记得多食用
红肉。

志玲博士聊聊天 ((•

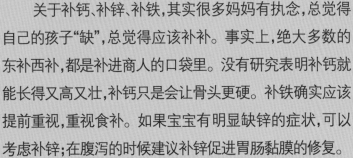

关于补钙、补锌、补铁，其实很多妈妈有执念，总觉得
自己的孩子"缺"，总觉得应该补补。事实上，绝大多数的
东补西补，都是补进商人的口袋里。没有研究表明补钙就
能长得又高又壮，补钙只是会让骨头更硬。补铁确实应该
提前重视，重视食补。如果宝宝有明显缺锌的症状，可以
考虑补锌；在腹泻的时候建议补锌促进胃肠黏膜的修复。

------ 第 14 节　维生素片能替代水果蔬菜吗 ------

 璐璐妈妈提问

> 我女儿现在 10 岁半了,身高 96 厘米,体重 28 公斤。平时吃饭不多,也一直不怎么长个子,在同龄孩子里算是个子矮的。请问需不需要补维生素?市面上有维生素 A、B、C、D 等各种产品,这么多种类有什么区别啊?您能详细讲讲吗?

志玲博士回答

> 好的,家长您好,我已经收到了您的问题。如果孩子的食欲下降、生长发育迟缓,建议带孩子去正规医院就诊,由医生判断该如何补充营养素。补充一段时间后,定期去医院复查,看症状是否改善,再根据医生的建议决定营养素补充的疗程。

维生素包括维生素 A、B 族维生素、维生素 C 等,各种维生素都是孩子正常生长发育所必需的。

1. 维生素 A 对骨骺软骨中细胞的活性有重要作用,还可以通过影响甲状腺激素分泌来影响身高增长。维生素 A 缺乏会导致夜盲症、皮肤干燥、粗糙、出现丘疹等,同时也会引起免疫力降低。推荐通过这些食物补充:各种红、黄、绿色蔬菜水果。

2. 维生素 B_1 是体内多种代谢所需要的重要辅酶。维生素 B_1 缺乏可引起脚气病、神经炎。推荐通过这些食物补充：谷物、蛋黄、牛奶、番茄、瘦肉等。

3. 维生素 B_2 有促进细胞、毛发、皮肤发育和生长的作用。维生素 B_2 缺乏可引起嘴唇干裂、口角炎、脂溢性皮炎、舌炎、角膜炎、结膜炎、白细胞减少等。推荐通过这些食物补充：动物肝脏、动物肾脏、蛋、奶、大豆等。

4. 维生素 B_3（烟酸）体内所需辅酶的必要成分，参与体内蛋白质代谢、葡萄糖能量转换、甘油的形成等多种代谢活动。烟酸的缺乏可导致糙皮病、食欲减退、生长缓慢、皮炎、腹泻、贫血、痴呆等。推荐通过这些食物补充：动物内脏、豆类等。

5. 维生素 B_5（泛酸）因在自然界广泛存在而不易缺乏。它参与体内多种代谢，促进糖、脂肪、氨基酸中的乙酸分解，同时也是多酶复合物脂肪酸合酶的组成成分。推荐通过这些食物补充：肉类、动物肝脏或心脏等。

6. 维生素 B_6 在蛋白质代谢、神经递质合成等过程中有着重要作用。维生素 B_6 缺乏可导致神经紊乱、失眠、唇干裂、舌炎、口腔炎等多种疾病。推荐通过这些食物补充：肉类、谷物、坚果、蔬菜等。

7. 维生素 B_{12} 与叶酸有关。叶酸参与体内多种代谢，是 DNA 和 RNA 合成、机体细胞生长繁殖所必需的物质。而维生素 B_{12} 能够增加叶酸的利用率，同时也是神经组织所必需的。维生素 B_{12} 的缺乏可导致巨幼红细胞性贫血和周围神经病变。推荐通过这些食物补充：乳制品、肉类、蛋类、鱼类等。推荐补充富含叶酸食物：绿色蔬菜、水果、肝脏等。

8. 维生素 D 可以促进钙的吸收，不过维生素 D 在食物中来源很少，靠普通食物很难摄取足够的量。晒太阳可以促使皮肤合成维生素 D，但过量暴露于紫外线对健康不利，如果户外活动不多的话，可以适当使用维生素 D 补充剂。

关于给孩子补充维生素，有两个误区一定要注意。第一个误区是"用维生素片替代水果蔬菜"。其实，只要条件允许的话，还是建议尽量从食物中摄取维生素。因为蔬菜、水果通常同时含有多种不同的维生素，而除了维生素外，还含有矿物质、微量元素、碳水化合物、纤维素等丰富的营养物质。因此，维生素补充剂是不能代替蔬菜和水果的。

第二个误区是"补充剂所含的维生素种类越多越好"。有的家长认为综合性维生素的性价比更高，可以给孩子补得更全面一些。其实这种观点是错误的，因为不缺乏这些维生素的孩子可能从综合性补充剂中摄入过多，而某些维生素补充过多会产生蓄积中毒。对于挑食特别厉害的宝宝,建议可以选择补充综合性维生素,而如果只是缺乏某种维生素,有针对性地补充更合适。

 璐璐妈妈追问

> 好的,谢谢您回答我的问题。璐璐平时不怎么生病,就是不爱吃饭,挑食,要追喂,我该怎么办呢?

志玲博士回答

> 璐璐的情况属于喂食困难。针对喂食困难形成的不同原因,您可以有不同的对策。

1. 家长过度担心。"有一种饿叫妈妈觉得你饿",孩子可能已经吃饱了,只是没有达到父母的过度期待,又被强迫进食。这会让孩子发生"进食恐惧",从而形成恶性循环。这时候,家长应该做的是停止过度忧虑和担心。

2. 健康孩子好动,但胃口确实有限。这种情况需要训练孩子的饥饿感。首先要订下规矩,在三顿正餐之间不准吃零食。可以训练孩子自己吃饭,替他准备切丁的食物或水果,可以用手抓取。吃饭时不要准备太多的食物,让他有吃光的成就感。吃饭气氛要愉快,全家在其乐融融的氛围下吃饭,不要在吃饭的时候谈论带来负面情绪的事情。

 璐璐妈妈追问

> 听说补充 DHA 能让宝宝更聪明,是真的吗? 该如何补呢?

志玲博士回答

> DHA 是脑细胞膜卵磷脂的组成部分，也是大脑和视网膜的重要构成物质，对支持早期神经发育确实有重要的作用。补充 DHA 的最好方式还是食物。

从备孕开始到生后 3 岁，是孩子神经发育的关键期，一定要保证 DHA 摄入充足，以促进宝宝眼、脑健康发育。

备孕女性、孕妇和乳母每日摄入 DHA 不应少于 200 毫克，建议母乳喂养的妈妈每周至少吃 2 次富含 DHA 同时含汞量少的鱼类食物。

如果确实经食物补充不足，可以尝试通过膳食补充剂补充 DHA，但其效果仍存在争议，一般超过 3 岁再补的意义就不大了。

一图读懂

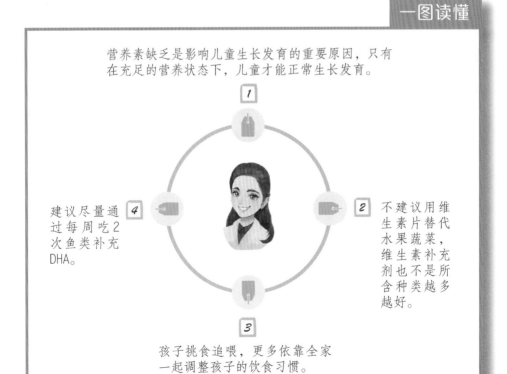

营养素缺乏是影响儿童生长发育的重要原因，只有在充足的营养状态下，儿童才能正常生长发育。

1

4 建议尽量通过每周吃 2 次鱼类补充 DHA。

2 不建议用维生素片替代水果蔬菜，维生素补充剂也不是所含种类越多越好。

3 孩子挑食追喂，更多依靠全家一起调整孩子的饮食习惯。

●───── 第 15 节　孩子老生病，吃什么能
提高免疫力 ─────●

小峰妈妈提问

> 志玲博士，您好！我家小峰今年 6 岁了，近一年来老生病，一会儿感冒咳嗽，一会儿又流鼻涕低烧。最近吃得也不多，还没什么精神。我想了解一下，他这算不算是免疫力不好？

志玲博士回答

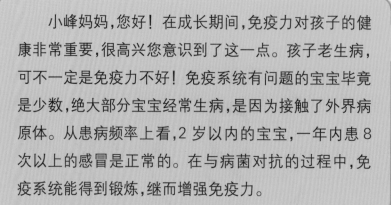

> 小峰妈妈，您好！在成长期间，免疫力对孩子的健康非常重要，很高兴您意识到了这一点。孩子老生病，可不一定是免疫力不好！免疫系统有问题的宝宝毕竟是少数，绝大部分宝宝经常生病，是因为接触了外界病原体。从患病频率上看，2 岁以内的宝宝，一年内患 8 次以上的感冒是正常的。在与病菌对抗的过程中，免疫系统能得到锻炼，继而增强免疫力。

通俗地来说，免疫力就是人体抵御外界干扰，保护自身健康的能力。人体的免疫系统就像是一个无形的"盾牌"，它由先天性免疫和获得性免疫组成。顾名思义，先天性免疫是与生俱来的，主要通过皮肤黏膜屏障和体内屏障发挥作用。而获得性免疫则是通过接触外界刺激形成的免疫，也就是通过感染病原体

(生病或接种疫苗)来激活免疫系统,从而获得免疫力。

免疫力缺陷会有这些表现:生病极其频繁,生长发育明显低于同龄儿童;生病后不能自行好转,常需要静脉输液治疗或者住院治疗;常患较重的疾病,如脑膜炎、败血症或者重症肺炎等严重感染性疾病;发生细菌感染时,可能需要使用抗生素两个月以上。

小峰妈妈追问

谢谢志玲博士的回答,我家小峰比别人家的小朋友更容易生病,平时怎么才能提高孩子的免疫力呢?

志玲博士回答

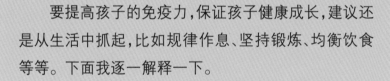

要提高孩子的免疫力,保证孩子健康成长,建议还是从生活中抓起,比如规律作息、坚持锻炼、均衡饮食等等。下面我逐一解释一下。

1. 作息规律,睡眠充足:人体的免疫与睡眠密不可分,良好的作息规律、充足的睡眠是提高免疫力的关键。一般儿童每天需要 10～14 小时睡眠时间,睡眠可以使身体快速恢复,以迎接全天候的病菌入侵挑战。

2. 坚持锻炼,增强体质:宝宝处于生长发育阶段,每天保持适量的体育锻炼,能提高身体机能。有些家长觉得夏天太热,出去锻炼会中暑;冬天又太冷,宝宝运动后会感冒。其实,在做好防护的前提下合理锻炼,以适应不同季节的变化,才能使宝宝有强壮的身体应对各种问题。

3. 坚持母乳喂养:对婴幼儿来说,母乳当中有丰富的免疫球蛋白、乳铁蛋白、溶菌酶、双歧杆菌等成分,这些成分能给宝宝提供有效的屏障,提高宝宝的免疫能力。因此,6 个月之内推荐纯母乳喂养,有条件的话尽量哺乳到孩子 2 岁。

4. 保证均衡的饮食：健康的饮食对于免疫力来说非常重要。均衡饮食，说白了就是每日需要保证摄入足量的优质蛋白质食物（瘦肉、海鲜、蛋、奶等），尽量餐餐有蔬果，经常性进食豆制品，适量吃一些坚果，少油少盐少糖。对孩子来说，还要注意尽量避免过度加工、含添加糖多的食物，限制果汁摄入等。

5. 按时接种疫苗：疫苗能帮助身体产生对某些病原体的防御系统，从而增强免疫力，让宝宝少生病。所以，按时接种疫苗对提高免疫力非常重要。有条件的话，免疫规划疫苗（第一类苗）和非免疫规划疫苗（第二类苗）都推荐接种。

有些网络谣言说，服用某些药物或保健品会增强免疫力，其实并没有充分证据。轻信谣言而让孩子服用某些益生菌产品、"脾××冻干粉""转移×子""×菌净"等以期"提高免疫力"，都是没有足够证据的。

此外，比"增强"免疫力更重要的是不能让我们的免疫力下降。家长们在平日需要多多注意，避免给孩子滥用抗生素和激素（如地塞米松），避免孩子接触到二手烟等有害物质，而不是在孩子免疫力下降后才开始重视如何恢复。

一图读懂

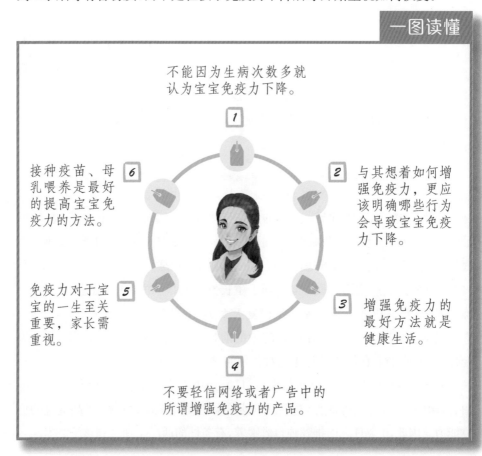

不能因为生病次数多就认为宝宝免疫力下降。

1

6 接种疫苗、母乳喂养是最好的提高宝宝免疫力的方法。

2 与其想着如何增强免疫力，更应该明确哪些行为会导致宝宝免疫力下降。

5 免疫力对于宝宝的一生至关重要，家长需重视。

3 增强免疫力的最好方法就是健康生活。

4

不要轻信网络或者广告中的所谓增强免疫力的产品。

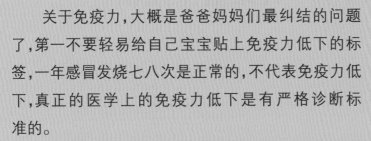

志玲博士聊聊天 ((

关于免疫力，大概是爸爸妈妈们最纠结的问题了，第一不要轻易给自己宝宝贴上免疫力低下的标签，一年感冒发烧七八次是正常的，不代表免疫力低下，真正的医学上的免疫力低下是有严格诊断标准的。

与其聊如何提高免疫力，更重要的是不要破坏宝宝本身的抵抗力。尽量足月分娩，有条件尽量顺产，坚持母乳喂养，按时接种疫苗，不擅自使用抗菌药物，保护好宝贝原有的抵抗力。市场上号称提高免疫力的药物证据都不够充足，没有必要盲目补充。

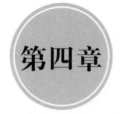

第四章　传染病不用怕

●------ 第16节　自费疫苗有必要接种吗 ------●

丹丹妈妈提问

> 志玲博士您好,我家孩子现在3岁多,平时身体挺好的。国家规定的免疫规划疫苗(一类疫苗)我们都按时接种了,那不强制要求接种的自费疫苗可以不打吗?

志玲博士回答

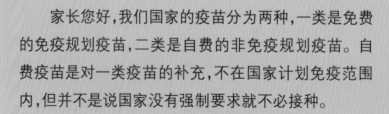

> 家长您好,我们国家的疫苗分为两种,一类是免费的免疫规划疫苗,二类是自费的非免疫规划疫苗。自费疫苗是对一类疫苗的补充,不在国家计划免疫范围内,但并不是说国家没有强制要求就不必接种。

您孩子接种的一类疫苗,主要针对乙肝、卡介苗、脊髓灰质炎、百白破、麻腮风、乙脑、A群多糖流脑、AC群多糖流脑、甲肝等传染病。而二类疫苗则包括13价肺炎球菌疫苗、23价肺炎球菌疫苗、b型流感嗜血杆菌(Hib)、三联疫苗(AC结合流脑＋Hib)、四联疫苗(百白破＋Hib)、五联疫苗(百白破＋脊髓灰质炎＋Hib)、流感疫苗、轮状病毒疫苗、手足口病(EV71)疫苗等。

疫苗是预防传染病的有效办法,是孩子健康的重要保护伞,无论哪种疫苗,都针对性地预防相应疾病,建议根据疾病风险做好免疫,比如,儿童是流感的高发人群,医生常常建议孩子接种流感疫苗。

此外,针对同一疾病的疫苗也可能有自费和免费两种,应根据具体需求来选择。例如,有些地区免费提供的乙脑疫苗是活疫苗,效果和安全性能好,适合免疫力正常的孩子;而自费的乙脑疫苗是灭活疫苗,接种周期长,适合有免疫功能缺陷的孩子。还有,所谓"三联""四联""五联"等疫苗是把两种或多种疫苗结合在一起,一次接种可以预防多种疾病,但接种时要注意种类不要重复。

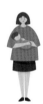

丹丹妈妈追问

听说疫苗打多了会影响孩子的正常免疫力,还可能引起发烧、局部红肿,真的安全吗? 还有一些病(比如流感)听说打过疫苗也不能保证完全预防,这是为什么?

志玲博士回答

疫苗不会降低孩子的免疫力,反而会增强对特殊病原体的免疫力。我来解释一下疫苗的原理,您就明白了。

　　我们的人体都有免疫系统,当细菌、病毒等"敌人"入侵人体时,免疫系统会记住它们的特征,如果下次发生感染,免疫系统就会迅速进入作战状态。常见疫苗包括减毒活疫苗和非活性疫苗(俗称"灭活疫苗"),顾名思义,减毒活疫苗具有安全范围内的微弱毒性,接种后发生一次轻度的感染过程,免疫效果更好;灭活疫苗则仅仅具有病原体的特征,病原微生物完全丧失活性,安全性更高,但需要多次接种强化免疫。接种疫苗就像拉响了"警报",让免疫系统提前认识病原体,就能做好准备,预防疾病。

　　至于疫苗的不良反应,其实疫苗对大部分人都非常安全,只有少数人会在接种后 24～48 小时出现不良反应。接种疫苗后,首先需要在医院观察 30 分钟,没有异常反应再离开,如果出现血管性水肿等过敏反应要报告医生。如果接种减毒活疫苗,接种后出现的病原体感染一般程度较轻,需注意观察。至于休克、器官衰竭等严重不良反应,发生率更是极低。疫苗可预防的疾病一般是可导致严重后果甚至死亡的传染病,如果因为害怕不良反应而拒绝接种,那么就是因噎废食。

　　发热是疫苗接种后常见的不良反应。如果孩子精神状态好的话,一般不需要干预;如果精神状态变差的话,可以口服布洛芬或者对乙酰氨基酚。如果孩子的精神持续萎靡、异常哭闹或有其他令人担忧的表现,建议就医面诊。一般疫苗引起的发热会在 24～48 小时逐步消退。

　　少数孩子接种疫苗后数小时至 24 小时,或更晚些,局部会出现红肿,伴有疼痛;还有部分孩子接种含吸附剂的疫苗(如百白破疫苗)后,会出现因吸附剂未完全吸收导致的硬结。如果红肿和硬结直径小于 15 毫米,一般不需处理;如果红肿和硬结直径在 15～30 毫米,可先用毛巾冷敷红肿部位,或热敷硬结处,每次 10～15 分钟,每日数次;如红肿和硬结直径超过 30 毫米,应及时就诊。

　　有许多疾病的病原体种类多、变化快,疫苗的覆盖范围有限,接种后不代表不再患病,尤其是流感疫苗更是建议一年一打。而疫苗的价数就是指覆盖的病原体种类,例如,23 价肺炎球菌疫苗覆盖的范围是 23 种肺炎球菌,3 价、4 价流感疫苗覆盖的往往也只是流行率最高、患病率最高的病毒。可能有人认为疫苗没有效果,而真实情况是,接种疫苗后孩子只要生病一次就会在家长心中留下牢固的印象,孩子在疫苗保护下不生病反而不会使人记忆深刻。

　　近年来,肺炎球菌、b 型流感嗜血杆菌、流感病毒、轮状病毒感染等在儿童中感染率居高不下,一旦患病后,孩子难受,家长费心,若能提前接种疫苗做好防护,何乐而不为呢?

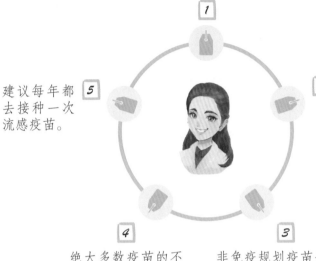

疫苗对大部分人来说都非常安全，因为担心严重不良反应而拒绝接种疫苗是不可取的。

1

5 建议每年都去接种一次流感疫苗。

2 免疫规划疫苗是免费的，所有孩子都要接种。

4 绝大多数疫苗的不良反应会在48小时内自然消退。

3 非免疫规划疫苗是自费的，建议家长在能力范围内给孩子接种。

志玲博士聊聊天)))

　　疫苗远比家长们想象的要安全，宝宝0~6岁接种的疫苗绝大多数都经过了严谨的安全研究。家长之所以觉得疫苗不够安全，有时是因为不良反应被别有用心的人夸大，更多时候是疫苗在"背锅"。例如宝宝本身就容易感冒，正巧赶在接种疫苗之后生病，疫苗就"背锅"了……

第17节 被咬伤、扎伤后一定要打疫苗吗

小威爸爸提问

志玲博士您好，我家孩子的小腿被家里的狗狗咬到了，伤口不是很深，但有出血。狗狗每年都注射狂犬病疫苗，请问孩子还需不需要去打狂犬病疫苗？

志玲博士回答

孩子被狗咬伤，首先应评估暴露情况，您宝宝已出血，需及时去专门的狂犬病暴露预防处置门诊(犬伤门诊)处理伤口并接种疫苗。在此期间，最好将咬人的狗狗关起来，医生会指导您实施"十日观察法"，评估后续处理方案。

狂犬病是狂犬病毒所致的急性传染病，人患狂犬病后表现为特有的恐水、怕风、咽肌痉挛、进行性瘫痪等，病死率几近100％。因恐水症状比较突出，故本病又名恐水症。发病动物唾液中的病毒可通过黏膜和皮肤伤口(咬伤、抓伤、舔伤等)感染人。

狂犬病暴露可分为三级，暴露后应按规范尽早开始处置，包括清理伤口、接种疫苗，必要时还要使用被动免疫制剂。

Ⅰ级暴露(无暴露)包括：接触或喂养动物；完整皮肤被舔舐；完好的皮肤接触狂犬病动物或人狂犬病病例的分泌物或排泄物。Ⅰ级暴露无需处置。

Ⅱ级暴露(轻度暴露，处理伤口并接种狂犬疫苗)包括：裸露的皮肤被轻咬；无出血的轻微抓伤或擦伤。Ⅱ级暴露需要处理伤口并接种狂犬疫苗。

Ⅲ级暴露(严重暴露)包括：单处或多处贯穿皮肤的咬伤或抓伤；破损的皮肤、开放性伤口或黏膜被唾液污染(如被舔舐)；被蝙蝠抓伤或咬伤。Ⅲ级暴露需要处理伤口,注射狂犬病被动免疫制剂(抗狂犬病血清狂犬病免疫球蛋白)并注射狂犬病疫苗。

如果孩子被咬伤的部位有肿胀、触痛、流出脓液、伤口上淋巴结肿大等情况,可能还需要抗生素预防或治疗感染。

而"十日观察法"由世界卫生组织提出,具体方法是：当被动物咬伤后,人需要在接种狂犬病疫苗的同时对咬人的动物进行全程观察,如果 10 天后动物仍然健康,则不用继续接种狂犬病疫苗。狂犬病病程很短,只有狂犬病发作的动物唾液中才会有狂犬病病毒,如果 10 天后咬人动物仍然健康,则说明动物咬人时唾液中并没有病毒。

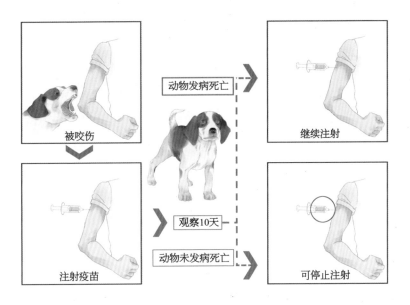

不过,十日观察法只适用于家养的犬、猫和雪貂。最重要的一点是,无论何种情况,在被咬伤后都要去专门的犬伤门诊(可通过当地疾控中心网站等途径查询),而不是先去观察动物有没有发病。不然,如果等动物发病了再去打针,可就来不及啦!

现有的狂犬病监测资料显示,规范完成狂犬病暴露后全程免疫者,没有再发病的报告。一般认为,首针疫苗接种后 7～14 天体内抗体就能达到保护水平,但若此时病毒已经侵入中枢神经系统,仍有发病的可能。还要注意,对于数月或多年前发生,且致伤动物健康状况不详,一直没有接种疫苗的暴露情况,也要按照程序接种疫苗。

小威爸爸追问

好的,我还是带孩子去打一下狂犬疫苗,这样放心一点。请问狂犬疫苗接种期间还有什么要注意的吗?另外还想问一下,如果孩子被兔子咬了或被幼儿园其他小朋友咬了,需要打狂犬病疫苗吗?

志玲博士回答

接种狂犬病疫苗期间,需要特别注意的问题是再次被咬伤怎么办。再次咬伤的伤口同样需要就医规范处置,同时,已经接种的疫苗针次有效,应继续按照原有程序完成全程接种,不需加大剂量和剂次。此外,如果接种狂犬病疫苗过程中出现过敏,可更换不同组织来源的疫苗替代,同时可预防性使用抗组胺药物。

至于家兔咬伤问题,我国的狂犬病病例 90% 为犬咬伤,5% 为猫咬伤,其他造成伤害的动物还包括马、松鼠、猪、蝙蝠、猴和獾等。而啮齿类动物(如老鼠)、家兔或野兔、禽类(如鸡、鸭)、鱼类、昆虫、蜥蜴、龟和蛇等不感染和传播狂犬病病毒。但是,如果被老鼠咬伤了,要警惕肾综合征出血热;如果被蛇咬伤了,要警惕有无毒液。此外,就医时还须根据伤口的大小、深浅等接受相应的伤口处理,必要时打破伤风疫苗。

此外,被人咬伤也不需要接种狂犬病疫苗(除非被狂犬病患者咬伤)。除了极少通过受感染的组织和器官移植而导致的传播以外,人和人之间传播的狂犬病从来没有得到证实过。

小威爸爸追问

孩子平时不喜欢穿鞋,昨天不小心被钉子划伤了脚,扎得不深,但流了一点点血,已经在社区医院包扎过,请问还需要打破伤风疫苗吗?

志玲博士回答

不是所有的伤口都会引起破伤风感染。如果是日常生活中被水果刀划伤,或者轻微皮肤擦伤,这些伤口比较浅,并且相对洁净,只要及时清创处理就可以,是不易感染破伤风杆菌的。

但如果被生锈的钉子刺伤,或被沾染泥土的竹签刺伤,或经受大面积烧伤,这些伤口比较深且含有污染物,易产生厌氧环境,非常容易被破伤风杆菌所感染。因此,如果伤口很深,且存在污染情况,建议及时就医注射破伤风疫苗。疫苗越早注射越好,一般不超过受伤后 24 小时,但超过后仍有注射价值,因为破伤风潜伏期可以有一周或更久。

破伤风免疫制剂分为破伤风类毒素(TT)、破伤风抗毒素(TAT)和破伤风免疫球蛋白(TIG)三种。常规免疫接种使用的百白破疫苗、白破疫苗、四联(百白破-Hib)、五联(百白破-脊灰- Hib)疫苗都含有破伤风类毒素(TT)。而破伤风抗毒素(TAT)和破伤风免疫球蛋白(TIG)通常用于破伤风的治疗和短期的应急预防。

根据我国现今规定,儿童在 3、4、5、18 月龄应各接种一剂百白破疫苗,常规还在 6 岁时接种一剂白破疫苗作为加强。只要接种过 3 剂百白破疫苗,以后无论什么时候发生什么程度的伤口,都不需要注射破伤风抗毒素或破伤风免疫球蛋白了。当受伤时,如果与最后一针疫苗的间隔时间小于 5 年,无须接种破伤风疫苗;如果宝宝此前没有按时接种过百白破疫苗或接种小于 3 剂,受伤后还是应该接种破伤风疫苗。注射前不宜空腹,需做皮试。需要注意,皮试强阳性者不应接种,可改用人血破伤风免疫球蛋白,不过后者目前较为紧缺,价格也更贵。

一图读懂

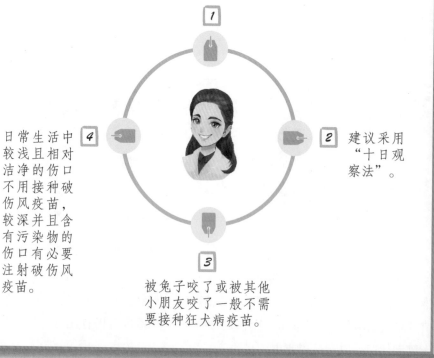

狂犬病暴露后应尽早按规范开始暴露后处置,包括清理伤口,接种疫苗,使用被动免疫制剂等。

1

4 日常生活中较浅且相对洁净的伤口不用接种破伤风疫苗,较深并且含有污染物的伤口有必要注射破伤风疫苗。

2 建议采用"十日观察法"。

3 被兔子咬了或被其他小朋友咬了一般不需要接种狂犬病疫苗。

志玲博士聊聊天 ((·

随着"喵星人""汪星人"的增多,被动物咬伤事件也频频发生,要提醒宝宝适当远离。家里的小猫小狗也要及时接种疫苗,牵狗绳,规范戴狗牌、嘴罩等。

●------ 第 18 节　接种卡介苗、乙肝疫苗要注意哪些事 ------●

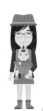

甜甜妈妈提问

> 您好,我家宝宝现在 1 个月 10 天,在左胳膊接种卡介苗后没有出现"卡疤",是不是没有接种成功? 要不要补种? 而邻居家的宝宝接种卡介苗之后疤痕有红肿流脓,又是为什么呀?

志玲博士回答

> 家长您好,这边已经收到了您的问题。首先按时给孩子接种卡介苗的行为非常正确,孩子的胳膊上没有出现卡痕也不用太过担心。按照 2021 年《国家免疫规划疫苗儿童免疫程序及说明》中的规定,卡介苗原则上只能接种一次。接种过后,无论孩子的手臂上有没有"卡痕",都不再补种。

新生儿和婴幼儿的抵抗力低,很容易受结核菌感染,患急性、严重结核病,需要接种卡介苗。我国疫苗接种计划规定:早产儿胎龄大于 31 孕周且医学评估稳定后,可以接种卡介苗;胎龄≥37 周,且出生体重≥2.5 千克的新生儿,出生后在左上臂接种卡介苗。出生后未接种卡介苗的婴儿,如果还不满 3 个月,可以直接补种;如果为 3 个月～3 岁,需先进行结核菌素试验,结果为阴性可以补种;4 岁及以上儿童不再补种。

接种卡介苗 2～3 个月后,在接种部位出现的瘢痕叫做"卡痕"。卡介苗是用活的牛分枝杆菌研制的减毒活菌疫苗,与一般的疫苗不同,90%的人接种卡介苗后都会出现红肿、化脓、破溃、结痂过程。宝宝在接种卡介苗2～3周后,接种部位会出现红肿硬结,随后硬结中间会逐渐软化,形成白色小脓疱。脓疱破溃后,脓汁排出,经过1～2周逐渐结痂,愈合后可留有永久性凹陷瘢痕。卡痕是卡介苗接种后的正常反应。数据显示,有70%的孩子接种完是有卡痕的,但仍有30%的孩子打完是没有疤痕的。卡痕的形成与注射时的深浅度有关系,接种时针头扎得深的,日后可能会出现卡痕,打得浅则可能不会出现卡痕。也就是说,打完卡介苗后没有瘢痕并不代表接种失败。

接种卡介苗后,注射部位出现直径小于1厘米的脓疱是正常现象,出现局部红肿时注意不要热敷,同时注意保持反应部位的清洁,衣服要以宽松、透气为宜,避免继发性感染。对于红肿、流脓部位,切记不要包扎,也不要使用碘伏、酒精消毒,这样不利于伤口愈合。若破溃处有脓液流出,可以用无菌纱布或无菌棉球擦拭干净,不要挤压。结痂后的痂皮一段时间后会自然脱落,这都属于正常现象。如果局部脓肿和溃疡直径大于1厘米或长期不愈合(12周以上),属于卡介苗的异常反应,应及时就诊。

 甜甜妈妈追问

好的,谢谢医生的解答。还想问问,我妹妹是乙肝"大三阳"患者,她的宝宝出生时接种了乙肝疫苗,但是宝宝体内没有乙肝抗体,特别担心,需不需要给宝宝注射乙肝免疫球蛋白或补种乙肝疫苗?

志玲博士回答

你妹妹的宝宝出生后接种了乙肝疫苗,现在体内还没有乙肝抗体,不必太过紧张,还需继续观察宝宝的身体状况,暂时不用补种。

母婴传播是乙肝在我国主要的传播方式，而且婴幼儿时期感染乙肝病毒易发展成为慢性携带状态。发生感染的年龄愈小，成为乙肝表面抗原阳性携带者的概率愈高。因此，患有乙型肝炎妈妈所生的宝宝，应在出生后尽早注射乙肝免疫球蛋白，再于不同部位接种乙肝疫苗。同时使用乙肝免疫球蛋白和乙肝疫苗可显著提高阻断效果，母婴传播的阻断率达到95％以上。

　　我国《慢性乙型肝炎防治指南》推荐，乙肝疫苗和乙肝免疫球蛋白需要在出生后24小时内完成注射，最佳是12小时内。大多数专家对乙肝免疫球蛋白的注射时间都给予了特别的强调，建议不要超过出生后12小时，如果超过出生后48小时再用，免疫效果则明显降低。"大三阳"乙肝妈妈可以和医生多沟通，确保12小时内给宝宝完成注射。

　　对于乙肝免疫球蛋白的应用，我国不同的地区甚至不同的医院所采用的方式各不相同。一些患有乙肝的妈妈不清楚到底要给宝宝注射多大剂量的乙肝免疫球蛋白，其实，《慢性乙型肝炎防治指南》中推荐"剂量应≥100国际单位"，研究显示，注射200国际单位剂量的免疫球蛋白对宝宝的保护率更高一些。2021年版的国家卫健委免疫规划程序中推荐100国际单位。

　　值得注意的是，应该避免"为了达到200国际单位的效果"同时注射两针100国际单位的免疫球蛋白，因为同时注射两针会增加注射液体的容量，在宝宝的注射部位产生较大的包块，增加了吸收的难度，甚至引起不良反应。

　　母婴阻断是预防乙肝的关键环节，一般来说，接种第一针乙肝疫苗后，只有30％的人产生乙肝表面抗体，而且抗体效果很不稳定；出生1个月接种第二针后，有90％的人产生抗体，但抗体不持久，会随时间推移而消退；出生第6个月接种第三针后，抗体的阳性率可达95％以上，而且抗体效果持续维持在较高水平。

　　因此，儿童打完三针乙肝疫苗后，过1～2个月可以抽血进行"乙肝两对半"的检测，如果五项指标全阴性，或者乙肝表面抗体水平＜10毫单位/毫升，则称为"无应答"，也就是俗话说的"没有抗体"。

　　少数人在上述检测中发现没有产生足够抗体，这可能与注射的剂量、效价、部位，慢性疾病，免疫缺陷或使用免疫抑制药物，隐匿性感染，遗传基因，疫苗生产工艺等诸多因素有关，这种情况建议可以补种。而测得乙肝表面抗体滴度超过10毫单位/毫升的"正常应答者"，保护力可能维持长达30年。

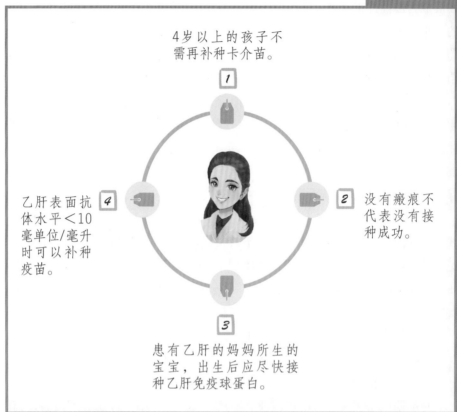

4岁以上的孩子不需再补种卡介苗。

1

乙肝表面抗体水平＜10毫单位/毫升时可以补种疫苗。

4

2

没有瘢痕不代表没有接种成功。

3

患有乙肝的妈妈所生的宝宝，出生后应尽快接种乙肝免疫球蛋白。

志玲博士聊聊天

在健康的足月儿,卡介苗和乙肝疫苗是人生最早接种的疫苗,对一生的健康至关重要。

●------ 第19节　流感疫苗为什么要年年打 ------●

小京妈妈提问

> 志玲博士您好,我家孩子今年7岁,每年一到秋冬季节就容易得流感,这是为什么? 有什么办法能预防吗?

志玲博士回答

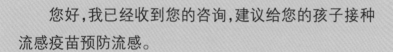

> 您好,我已经收到您的咨询,建议给您的孩子接种流感疫苗预防流感。

流行性感冒(简称流感)是由流行性感冒病毒(简称流感病毒)引起的急性呼吸道传染病。说到流感,我们都会习惯性在前面加上"季节性"来形容,秋冬时节特别容易爆发,这是因为秋冬季节空气干冷,病毒颗粒更容易存活。室内空气流通不畅也会给病毒可乘之机。另外,冬季春运、走亲访友等活动增加了人与人接触的机会,病毒的传播随着人群的迁徙而加速。儿童、老人是流感的高危人群,在学校、幼儿园等人群聚集、密切接触频繁的场所,流感传播概率更大。

流感主要症状为发热、头痛、肌痛、乏力、鼻炎、咽痛和咳嗽,可有肠胃不适症状。流感病毒主要通过喷嚏与咳嗽时具有感染性的飞沫传播,还可以通过密切接触流感患者或者被流感病毒污染的物品传播。所以将这两种传播途径截断,流感病毒很大程度上要和我们说"拜拜"了。

接种流感疫苗是最有效的预防措施。一般可以在社区卫生服务中心接种，儿童、老人、孕妇、慢性病患者等人群尤其应该考虑接种。疫苗接种后 2～4 周才能发挥保护作用，早接种早生效。因为每年流行的病毒株可能会不同，所以流感疫苗的效力通常持续不到 1 年，建议每年都要接种。

为了孩子的健康，除了接种流感疫苗外，家长们还需要注意以下几点。

1. 保持良好的个人卫生及环境卫生。勤洗手，勤开窗通风，在流感高发期，尽量不到人多拥挤、空气污浊的场所。流感患者在家或外出时佩戴口罩，打喷嚏或咳嗽时应用手肘或纸巾掩住口鼻，避免飞沫污染他人。

2. 均衡饮食、适量运动、充足休息，避免过度疲劳，多饮水、均衡饮食。

3. 树立正确认识。流感可防、可控、可治、不可怕，如果出现发热等症状应及时到医院诊治。

 ## 小京妈妈追问

我家孩子平时就很容易感冒，流感和感冒有什么区别呢？流感是不是就是比较严重的感冒？

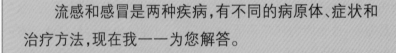

志玲博士回答

流感和感冒是两种疾病，有不同的病原体、症状和治疗方法，现在我一一为您解答。

1. 病原体不同。引起普通感冒的病毒中，最常见的是鼻病毒、冠状病毒、呼吸道合胞病毒、腺病毒和肠道病毒等；而引起流感的病毒主要包括甲型流感病毒和乙型流感病毒，然后进一步分为不同的亚型，如我们熟悉的"H1N1""H7N9"等。

2. 症状不同。感冒的潜伏期大约为 1 天，刚开始是鼻子和嗓子感到发干、发痒，随后出现鼻塞、流鼻涕、咽喉疼痛、咳嗽和声音嘶哑等症状，之后鼻涕逐渐减少并变得浓稠,咳嗽减轻,最后消失。感冒引起的一般是低热,大约在 38 ℃,如果合并细菌感染,体温可能达到 39 ℃左右。感冒严重时会有全身症状,如头痛、疲倦、畏寒、腰酸背痛等。

流感潜伏期可能为几小时至几天,而发病时一般比较突然,症状比普通感冒严重。通常先是出现发冷、寒战等症状,随后体温升高至 39 ℃以上,一般高热要持续 3～5 天,伴有咽痛、咳嗽、咳痰、流鼻涕、头痛、全身酸痛、疲倦、咽干等症状。总体而言,流感的呼吸道症状较轻,但全身症状较重。

3. 传染性不同。普通感冒传染性较弱,一年四季都有可能发生,人抵抗力下降时容易感染。流感传染性很强,春冬季节比较常见。流感病毒存在于病人的呼吸道,在病人咳嗽、打喷嚏时经飞沫传染给别人。此外,流感病毒容易变异,即使是患过流感的人,下次遭遇病毒依然可能感染患病。

4. 危害不同。对于抵抗力差的婴幼儿、老年人及存在心肺基础疾病的患者来说,流感可能会伴随着并发症,如肺炎、脑膜炎、心肌炎等,严重时可能会危及生命。

5. 治疗的原则不同。普通感冒是自限性的疾病,病程多在 1 周左右,目前还没有抗病毒的特殊药物,因此很少用药。根据感冒的症状多休息、补充足够的水分、保持室内空气流通,在一定程度上可以缓解症状。如后期并发细菌感染,可遵医嘱根据病原菌使用抗菌药物。而流感的症状严重,一旦感染流感病毒,需要及时就诊,在 48 小时内服用抗流感病毒药物治疗,充分休息。

 小京妈妈追问

流感疫苗分为三价和四价的,还有鼻喷的,到底怎么选?宝宝有过敏性鼻炎、鸡蛋过敏,可以接种流感疫苗吗?我打算要二宝了,请问孕妇和哺乳期女性可以接种吗?

　　国内目前的流感疫苗有三价的注射用灭活疫苗、四价的注射用灭活疫苗、三价的鼻喷减毒活疫苗。鼻喷流感疫苗适用 3～17 岁人群,采用鼻腔喷雾接种方式接种,不需要注射,但同样建议每年接种。0.25 毫升剂量的三价灭活疫苗适用于 6～35 月龄儿童,0.5 毫升剂量的适用于 3 岁及以上的儿童和成年人。

　　患有单纯的过敏性鼻炎可以接种流感疫苗,只要孩子不是正在发热、腹泻,或处于疾病严重发作期,一般都可以接种灭活的流感疫苗,但是过敏性鼻炎的患儿不推荐接种鼻喷流感疫苗。

　　多年前,我国通常不建议鸡蛋过敏的儿童接种麻疹类疫苗和流感疫苗,且牛奶过敏的儿童不可口服"糖丸"(脊灰减毒活疫苗)。但现在,疫苗的生产工艺改进了许多,已经不再有这样的限制。无论是对鸡蛋、牛奶,还是其他食物过敏,通常都不影响接种疫苗。仅表现为皮疹的鸡蛋过敏通常不应算作严重过敏,这种级别的过敏不应作为任何疫苗的禁忌证。

　　目前,虽然某些流感疫苗的说明书仍将鸡蛋过敏列为禁忌证,但《中华人民共和国药典》(2015 版)未将鸡蛋过敏列为接种疫苗的禁忌,美国 ACIP(美国免疫实践咨询委员会)亦自 2016 年以来开始建议鸡蛋过敏者接种流感疫苗。

　　孕妇在怀孕的任何阶段都可以接种灭活流感疫苗(裂解疫苗或亚单位疫苗),但不应接种鼻喷减毒活疫苗。建议只要本流感季的流感疫苗开始供应,就尽早接种。哺乳期妈妈可以接种流感疫苗,灭活疫苗和减毒活疫苗都可以,而且打完流感疫苗后立即就可以哺乳。

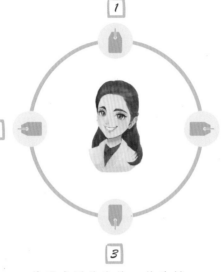

流感在秋冬季节高发，主要经飞沫传播、密切接触传播。

1

4 推荐6个月以上的孩子每年都接种流感疫苗。

2 提前接种流感疫苗，保持良好的个人卫生及环境卫生有助于预防流感。

3

普通感冒的症状、传染性、危害都轻于流感。

第四章

传染病不用怕

志玲博士聊聊天)))

　　疫苗其实没有那么多禁忌证，普通鼻炎、偶尔咳几声、轻微湿疹、轻微尿布疹、曾经有过疾病但是目前完全康复、正在用鼻喷激素、正在口服抗过敏药等，都不是疫苗接种的禁忌证。当然，确实患有严重疾病，或被明确诊断为免疫力低下者，需要在医生指导和评估下接种疫苗。

第 20 节 花露水、可的松、紫草膏……
哪样治蚊叮效果好

 阿涵妈妈提问

> 志玲博士,您好！我家涵涵现在 2 岁,夏天很容易被蚊子咬。孩子总是忍不住抓,现在胳膊上、腿上都是蚊子包,用花露水也没用,有什么办法止痒吗？ 我可以海淘一些"止痒产品"吗？

志玲博士回答

> 涵涵妈妈,您好！收到了您的咨询,孩子被蚊子咬了,不建议使用花露水、风油精等产品,您可以用冷敷、外用炉甘石洗剂、弱效局部外用糖皮质激素或口服抗组胺药等方法来止痒。

花露水中包括酒精、薄荷醇、樟脑、冰片等成分,靠酒精和薄荷醇等产生冰冰凉凉的感觉。其中,酒精的易燃性强,还非常容易被皮肤吸收,大面积涂抹可能导致孩子酒精中毒。而 2 岁以内幼儿也禁用薄荷醇及其类似物,因为大剂量接触这些物质后有抑制呼吸和诱发癫痫的风险。樟脑也可能对宝宝神经系统的发育有影响。

青草膏、风油精、"某某金水"等热门产品或海外止痒产品中,通常含有酒精和薄荷醇,刚涂抹的时候会凉凉的很舒服,但从安全角度考虑,最好避免大量使用，尤其是孕妇、哺乳妈妈和孩子应慎用。

大部分昆虫的毒液是酸性的，所以被叮咬之后应立刻用肥皂水或洗手液等碱性溶液冲洗皮肤，可以缓解局部红肿和瘙痒；另外，局部冷敷，冷水冲洗或者把润肤霜冷藏后涂抹，也能减轻皮肤干燥相关的瘙痒，缓解不适。

炉甘石洗剂的常见成分包括炉甘石或碳酸锌、氧化锌、甘油等，有止痒、保湿、滋润的功效，不仅可以治疗蚊虫叮咬，对痱子也有效，婴幼儿也能反复使用，在药店可以轻松买到。每次涂抹前，要先把上次涂抹的残留痕迹洗掉，轻轻擦干后，再进行第二次涂抹；不要涂抹皮肤破损处，破损处的瘙痒无法用炉甘石洗剂缓解；涂抹后 1~2 天，如果宝宝皮肤表现出干燥迹象，应注意润肤。注意，有些名称含"复方"字样的炉甘石洗剂会添加薄荷脑，不能给 2 岁以下孩子使用。

另外，口服抗组胺药也能止痒，包括氯雷他定、西替利嗪等。而大名鼎鼎的儿童版"无比滴"主要成分是盐酸苯海拉明、维生素 B_5，苯海拉明是一种用于过敏性疾病的抗组胺药，口服可能引起头晕、头痛、恶心、呕吐等不良反应，外用涂抹的效果则十分有限。因此，2 岁以下宝宝、孕妇及哺乳期妇女禁用苯海拉明，2 岁以上儿童使用时建议咨询皮肤科医生。儿童常用的口服药还有二代抗组胺药西替利嗪滴剂，药品说明书提示 1 岁以上可以使用。

 阿涵妈妈追问

> 您说的方法我马上就试一试。请问有的蚊子包被抓破了，应该怎么办？家里有医生之前开的丁酸氢化可的松软膏，这个能给孩子涂蚊子包吗？

志玲博士回答

您可以给孩子剪指甲,必要时给孩子戴手套,以避免抓挠。已经抓破的地方需要用红霉素软膏或者莫匹罗星软膏防止感染。您说的软膏是弱效的外用类激素,也有一定的止痒效果,必要时可以给孩子使用。

外用类激素包括氢化可的松、地奈德乳膏、丁酸氢化可的松等,把常见的外用激素按照"从弱到强"的顺序排列,依次为:1‰氢化可的松、0.05‰地奈德、0.1‰丁酸氢化可的松、0.1‰糠酸莫米松乳膏、倍他米松、氯倍他索。其中,1‰氢化可的松乳膏国内较难购买,因此推荐儿童使用弱效的地奈德或丁酸氢化可的松,咨询医生并按照说明书使用,短期内安全有效。而有些微商宣传的"神奇药膏",往往是添加强效激素的"三无产品",比如某些"紫草膏",起效快,副作用却多,不推荐给孩子使用。

 阿涵妈妈追问

我们希望尽量不吃药、不涂药,有什么其他办法吗?

志玲博士回答

可以试试物理驱蚊法和一些驱蚊产品。

2个月以下的婴儿对驱蚊产品很敏感,所以不能用任何驱蚊产品,包括电蚊香片、电蚊香液、驱蚊剂等。小宝宝应该穿着轻薄的衣服覆盖皮肤以防蚊虫叮咬,还可以在婴儿车上加设防蚊网。推荐家中使用纱窗、蚊帐等来避蚊虫,随时保持纱窗紧闭,注意蚊帐的高度要合适,能塞到床垫下最好。

6个月以上的宝宝可以适当地使用驱蚊产品,比如驱蚊喷雾、防蚊液、驱虫湿巾、驱虫棒、驱蚊贴片等。孩子回到室内后,应洗澡或洗净抹过驱蚊剂的皮肤,涂抹过驱虫剂的衣服也要用肥皂或清水洗净。

如果房间里有蚊子,驱蚊前可以先把孩子带出房间,等蚊子消灭后,再让孩子进入房间。还要告诉孩子不要去蚊虫多的地方,比如死水池塘、草丛等,夏季可以给孩子穿轻薄的长裤、长袜防蚊,注意不要穿颜色鲜艳的衣服。

 阿涵妈妈追问

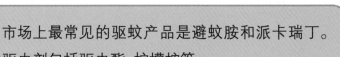

市场上驱蚊产品五花八门,您能介绍一下怎么选用吗?

志玲博士回答

市场上最常见的驱蚊产品是避蚊胺和派卡瑞丁。其他驱虫剂包括驱虫酯、柠檬桉等。

1. 避蚊胺(DEET):避蚊胺是一种化学制剂,效果较强,挥发较快,是目前避蚊产品的主要成分。浓度较高的避蚊胺产品一般保护时间更长,但不会对预防蚊虫有其他的额外保护。比如,浓度10%的避蚊胺有效驱蚊时长为2小时,浓度15%的有效驱蚊时长则为5小时,但浓度超过30%后,多余的避蚊胺不再产生作用。同时,浓度越高,过敏的风险越大。所以,避蚊胺的浓度一般控制在10%～30%。

目前许多驱蚊产品声称"不含避蚊胺",实际上抓住了部分人"追求纯天然"的心理。事实上避蚊胺引起过敏比较罕见,只要产品正规合格,避蚊胺对人体就是安全的,孕妇和哺乳的妈妈也可以使用。

美国儿科学会建议,儿童使用的驱虫剂中避蚊胺浓度不得超过30%。此外,根据加拿大卫生部建议,6个月以下的婴儿不宜使用避蚊胺;12岁以下儿童使用浓度应低于10%;2岁以下幼儿每天仅可使用1次,2～12岁每天使用不宜超过3次;不能连续使用避蚊胺产品超过一个月。

2. 驱蚊酯(BAAPE/IR3535):驱蚊酯在预防蚊虫叮咬效果以及使用安全性方面的研究都不如避蚊胺多,含有这类成分的驱虫剂在市面上也较为少见,常常作为DEET过敏人群的替代产品。

3. 派卡瑞丁(又名埃卡瑞丁):同样的浓度下的驱蚊时间比避蚊胺的驱蚊时间更长,还可以驱除苍蝇。注意,6个月以下的婴儿禁用;儿童使用浓度不应超过20%。如果需要长期使用驱蚊,更建议选择派卡瑞丁。

4. 柠檬桉叶油(OLE):柠檬桉叶油在儿童应用方面的研究较少,国外研究大都认为3岁以内的儿童应该禁用。

一图读懂

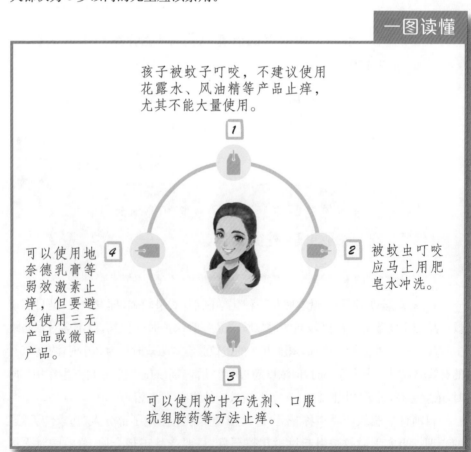

孩子被蚊子叮咬,不建议使用花露水、风油精等产品止痒,尤其不能大量使用。

1

2 被蚊虫叮咬应马上用肥皂水冲洗。

3 可以使用炉甘石洗剂、口服抗组胺药等方法止痒。

4 可以使用地奈德乳膏等弱效激素止痒,但要避免使用三无产品或微商产品。

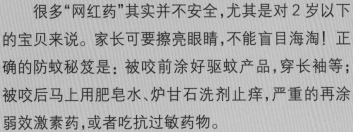

志玲博士聊聊天

　　很多"网红药"其实并不安全，尤其是对 2 岁以下的宝贝来说。家长可要擦亮眼睛，不能盲目海淘！正确的防蚊秘笈是：被咬前涂好驱蚊产品，穿长袖等；被咬后马上用肥皂水、炉甘石洗剂止痒，严重的再涂弱效激素药，或者吃抗过敏药物。

第五章　让宝贝不受伤

●----- 第 21 节　哪些药物可能使孩子耳聋 -----●

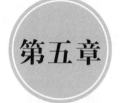 **思思妈妈提问**

志玲博士您好,我昨天看到新闻报道说,有小朋友因为打了一针庆大霉素,耳朵都聋了,还有肾损伤、肝损伤。我家宝宝 2 岁,上个月发烧,也断断续续吃了好几天抗生素,会不会有问题啊? 有哪些药会引起耳聋呢?

志玲博士回答

家长您好! 孩子的体形小,器官没有发育成熟,代谢功能差,如果药物种类、剂量选择不对,就可能产生严重的药物毒性,比如听力下降、耳聋、肾功能衰竭、药物性肝损等。

药物性耳聋是耳毒性药物导致的听力下降。预防药物性耳聋，关键要合理用药。可能引起耳聋、肾功能损伤的药物有：氨基糖苷类的链霉素、庆大霉素、卡那霉素、阿米卡星等；大环内酯类的红霉素、克拉霉素、罗红霉素、阿奇霉素等；四环素类的四环素、土霉素、多西环素、米诺环素等；解热镇痛类的阿司匹林、非那西汀、保泰松等。

所谓"一针致聋"是指，某些病人会因为一次注射常规剂量药物而导致耳聋，这往往是由于病人携带药物致聋基因造成的。用了同样的药物，有的宝宝很健康，有的宝宝却出现严重的听力损伤，可能就是存在耳聋基因突变。这些宝宝出生时听力是正常的，但是不能使用氨基糖苷类药物，否则会有不同程度的听力永久性损害。而且，用药年龄越小、剂量越大、时间越长，损害越严重，因此推荐妈妈们主动带宝宝检测相关基因。

建议您以后选择其他可以替代的药物，尽量不要继续使用庆大霉素类药物。如果您的宝宝有不明原因听力下降或母系亲属用药后耳聋，更要检测耳聋基因。

 思思妈妈追问

谢谢志玲博士的回答，我感觉现在宝宝听力没下降，以后能不吃就不吃了，换成其他药。但是我很害怕，您提到的基因，具体是什么呢？有哪些基因可以检测呢？

志玲博士回答

人体有功能的基因数目在 2.5 万~3 万个，目前医学研究显示和耳聋遗传相关的基因有 300 多个。致聋基因突变常发生于 *GJB2*(先天性聋)、*GJB3*(后天高频聋)、*SLC26A4*(大前庭水管综合征)、线粒体 *12SrRNA*(药物性聋)等基因。

耳聋基因筛查通过采集微量血液进行基因检测，可以明确受检者是否携带耳聋致病基因突变，对患者进行干预治疗。此外，通过对耳聋基因检测结果的分析，能确定疾病遗传方式，计算耳聋再发风险，对患者家庭成员的患病风险、携带者风险、子代再发风险做出准确评估，从而指导科学生育健康宝宝。

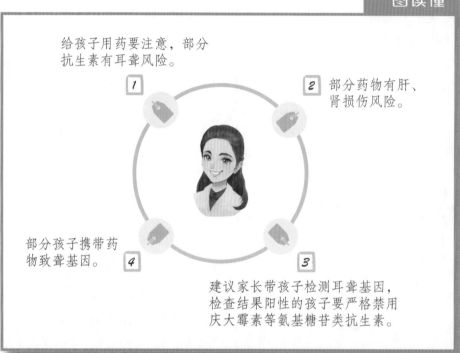

一图读懂

给孩子用药要注意，部分抗生素有耳聋风险。

1

2 部分药物有肝、肾损伤风险。

部分孩子携带药物致聋基因。

4

3

建议家长带孩子检测耳聋基因，检查结果阳性的孩子要严格禁用庆大霉素等氨基糖苷类抗生素。

志玲博士聊聊天 《《

用药无小事，一定少踩雷！给宝宝用药前一定要仔细核对，要知道，有些副作用大的药物进入宝贝体内后可是不容易排出来的！

第 22 节　孩子流鼻血、撞到头、烫起疱需要怎么处理

小海妈妈提问

志玲博士，您好！我家宝贝现在五岁半，经常把鼻子抠出血，有时候捏鼻子也止不了。我和孩子爸爸心里特别慌，为什么孩子老是流鼻血，不会是白血病吧？捏鼻子止血有效果吗？平时怎么预防啊？

志玲博士回答

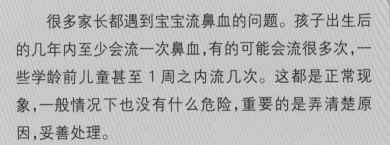

很多家长都遇到宝宝流鼻血的问题。孩子出生后的几年内至少会流一次鼻血，有的可能会流很多次，一些学龄前儿童甚至 1 周之内流几次。这都是正常现象，一般情况下也没有什么危险，重要的是弄清楚原因，妥善处理。

感冒或过敏的情况下，鼻内部受到刺激而肿胀，继而有可能引发出血。如果天气干燥、空气湿度低，孩子的鼻黏膜容易干，微血管也会破裂出血。而有些孩子喜欢抠鼻子或把玩具或异物往鼻腔里塞，这些都可能破坏鼻腔黏膜，引起出血。其他原因还有打架外伤、鼻炎、鼻息肉、凝血异常等。

至于孩子是不是白血病，不能仅仅依据是否流鼻血来判断。如果孩子还有刷牙时牙龈经常出血，轻微碰撞后皮肤容易淤青等情况，那么建议带孩子去医

院检查一下凝血功能。

孩子流鼻血了,很多家长的第一反应就是让孩子仰头,捏鼻子或塞鼻孔,其实这里面有一定的误区。仰头貌似有效,实际上只是因为血液换了个方向,向后经鼻咽部流到嘴巴里或者咽下去了。您所说的"捏鼻子也止不了",很可能是只捏住了鼻根,或者按压时松时紧,所以没有效果。大部分流鼻血都是鼻中隔的一个叫做"黎氏区"的地方出血,如果迅速捏住鼻翼,黎氏区的小血管受到压迫,自然就止血了。

所以,正确的办法是保持镇定,让孩子保持坐姿或站姿,稍微低头前倾,用食指和拇指捏住鼻翼(鼻子下半部分)。持续 10～15 分钟后松手观察一下,如果还有出血,就要继续按压或就近就医。出血停止以后,为了避免再次出血,在几个小时内都不要弯腰,也不要挖鼻孔。

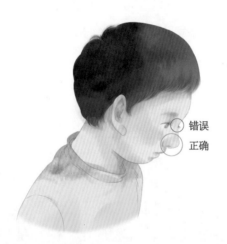

塞纸巾压迫止血效果很差,粗糙的纸巾反而可能会摩擦创面,加重鼻腔的黏膜损伤,应尽量避免。此外,如果孩子出现持续大量出血,呕血、咳血,血中有棕色咖啡渣样物,或明显苍白虚弱等情况,都需要去医院检查。

想要预防流鼻血,在空气干燥时可以用加湿器,湿润的空气有助于保护鼻腔黏膜,必要时可以使用鼻腔盐水凝胶等产品保持鼻腔湿润,但要注意鼻喷方向要避开鼻中隔,否则水流的冲力可能会引起黏膜损伤。还要教育孩子不要随意挖鼻,平时注意修剪指甲。如果担心抠鼻子引起出血,可以用棉签蘸温水把鼻屎软化。

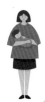

小海妈妈追问

谢谢志玲博士。我家小海很活泼,经常磕磕碰碰,有时还不小心撞到头,撞得额头上起包;有时手上又被烫起水疱,请问这些外伤怎么处理?

志玲博士回答

家长您好,孩子时不时地撞到头是不可避免的,这种情况很容易让人担心,但是大多数情况比较轻微,不会引起严重的问题。建议您先看一下撞伤部位有没有出血,然后进行冰敷处理,注意观察孩子有没有嗜睡、呕吐、头痛或思维混乱等情况。

如果有破口出血时,要注意伤口的清洁。在止血后,推荐用碘伏在伤口处由内向外消毒,然后再用纱布包扎起来,以避免感染。如果没有出血,则建议在肿胀的部位用冰敷的方法消肿。切记,不要用万金油、风油精、药酒等搓揉伤处部位,以免使血管破裂的情形恶化,而让出血状况更严重。

然后要观察宝宝的脸色,如果孩子只是因为撞到头哭泣,并没有出现昏迷等异常的话,家长就不用特别担心。宝宝头部受伤后通常需要仔细观察 2～3 天,但如果出现以下状况,家长们则务必立即送往医院。

1. 如果宝宝撞头后的任何时间出现昏迷、痉挛、记忆障碍、语言障碍、视觉异常、恶心呕吐等表现,或者思维能力、协调能力、肢体感觉或力量发生明显改变,需要马上去医院就诊。

2. 头部受伤之后,孩子看起来不太活跃是正常的,一般在几个小时内好转,但如果孩子在平时清醒的时段出现嗜睡等情况,也需要去医院就诊。

3. 头部受伤之后孩子容易头痛和呕吐，如果症状很轻微，往往几小时内就会恢复。如果孩子在受伤 4～6 小时后发生呕吐是不正常的，需要去医院就诊。

4. 婴儿不会说出自己的感受，如果持续哭闹不停、脾气暴躁，可能表示头痛严重。如果受伤后伴有口腔破损，牙齿掉落或伤口较大且不易止血，也应尽快就医。

5. 如果孩子撞到头部后 2～3 分钟没有醒来，家长需要马上拨打 120 急救电话，检查呼吸心跳是否正常，尽量不要移动孩子，给孩子原地止血，等待专业治疗。

至于孩子烫伤，最重要的是平时做好预防工作，热水放在孩子够不着的地方，洗澡时先放冷水再放热水，给小宝宝安装好栅栏，避免孩子进入厨房，不要在孩子可能接触到的桌子、茶几上放开水等。

如果发现时已经烫伤，那么需要马上脱离热源，用干净的冷水冲洗烫伤部位 10 分钟左右，让流动的水带走皮肤积蓄的热量，避免进一步损伤，但注意不能用冰水或冰敷。如果烫伤的面积较大，要注意给宝宝身体其他部位保温。如果衣服覆盖的部位烫伤，应该在冷水中脱掉伤口表面的衣物，必要的时候可以用剪刀轻柔地剪开，注意不能粗暴地强行去除，避免弄破皮肤。

水疱是组织受损后渗出的无菌组织液，一般会自行吸收，结痂脱落。完整的水疱可以保护创面，避免细菌感染，所以不建议戳破。如果水疱面积和体积大，影响日常生活，那么需要由医生来处理，注意清洁，避免感染。

可能爷爷奶奶、爸爸妈妈各有自己的"妙药"处理烫伤，比如牙膏、红药水、紫药水、风油精，甚至还会有草木灰、猪油、润肤乳、酱油、盐等。其实，最正确的方法是皮肤完整时不需要外涂任何药膏。如果烫伤的面积小、程度轻，比如皮肤发红、水疱小而完整，可以先在家观察，轻微破皮的可涂少量抗生素软膏。如果烫伤的面积大，烫到面部、关节部位，烫伤的皮肤变成灰白色或黑色，或者严重糜烂渗液，那么需要用无菌纱布、干净的毛巾松散地盖住伤口，保证伤口清洁，然后去医院找医生处理。自行涂抹"烫伤膏"对烫伤没有任何帮助，还会干扰医生对烧伤程度的判断，甚至留下瘢痕。

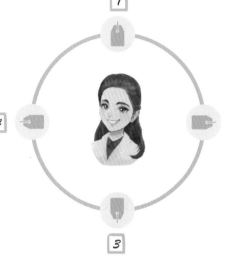

教导孩子不要随意挖鼻孔或往鼻腔塞异物；保持室内空气湿润，用鼻腔喷雾保持黏膜湿润。

1

4 烫伤重在预防，牢记冲、脱，轻微烫伤在家观察，严重烫伤保持局部清洁，并送往医院。

2 流鼻血时，略低头，前倾身体，捏住鼻翼10~15分钟；不要仰头，不要捏鼻根，也不要用纸巾塞鼻孔；严重情况下及时去医院就诊。

3 撞头后要注意宝宝的伤口情况，仔细消毒伤口，如果宝宝出现痉挛、牙齿脱落、伤口血流不止等情况，需要马上送往医院。

第五章

让宝贝不受伤

志玲博士聊聊天 (((

我自己小时候也经常流鼻血,我奶奶一直让我塞棉花、捏鼻根、头往后仰,学医了以后才知道是错的。出现烫伤要马上冲冷水,不能涂奇奇怪怪的东西,水疱也不能自行戳破哦!

楠楠爸爸提问

志玲博士,您好! 今天我们带着孩子在儿童乐园里面玩,孩子吃荔枝的时候卡住喉咙了,当时情况特别紧张,脸都憋红了。旁边的工作人员看见之后赶紧过来,把孩子抱在腿上拍背,然后孩子就把荔枝核吐出来了。我赶紧带孩子去医院检查,当时也没来得及感谢那个工作人员。请问这个抱住孩子拍背的方法是什么? 我们做家长的能学学吗?

志玲博士回答

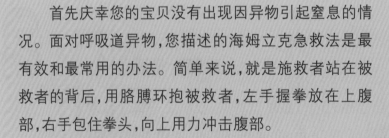

首先庆幸您的宝贝没有出现因异物引起窒息的情况。面对呼吸道异物,您描述的海姆立克急救法是最有效和最常用的办法。简单来说,就是施救者站在被救者的背后,用胳膊环抱被救者,左手握拳放在上腹部,右手包住拳头,向上用力冲击腹部。

解释一下海姆立克急救法的原理。我们呼吸的时候,空气通过鼻腔进入喉部、气管、支气管、肺部,如果发生异物堵塞,自然就无法正常呼气和吸气了。胸部和腹部之间有膈肌相隔,海姆立克急救法的原理就是用力挤压腹部,使膈肌上移,令胸腔的压力骤然增加。由于胸腔是密闭的,只有气管一个开口,堵塞的异物也会受到气压冲击,多试几次,就会从气管内冲出了。

如果发生异物堵塞,千万不能把手指伸入喉咙去取,这样没有任何效果,反而使异物进入更深的呼吸道,更难取出。更不能把孩子头朝下倒吊着拍打背部,如果造成颈椎损伤,后果追悔莫及。

海姆立克急救法用于救助 2 岁以下、2 岁以上的孩子或自救时,手法各有不同,下面我介绍一下,希望对您有帮助。

1. 2 岁以下的孩子:一只手捏住孩子下颌骨,手臂贴着孩子的前胸;另一只手托住宝宝,让其脸朝下,趴在救护人膝盖上;用力拍宝宝背部肩胛骨中间的位置,拍背 5 次;如果仍然没有异物排出,再把宝宝翻过来骑坐在大腿上,用食指和中指轻柔重复冲击上腹部;重复上述动作,直至压力帮助宝宝咳出异物为止。

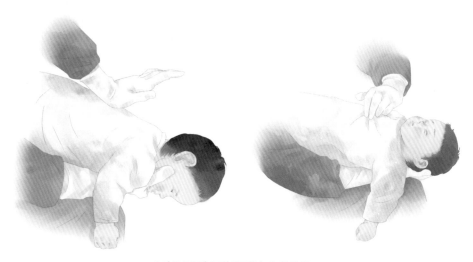

2 岁以下孩子的海姆立克急救法

2. 2 岁以上的孩子:站在或跪在孩子背后,双手环抱着上腹部;如果孩子站不稳,可以跨坐在成年人的大腿上;一手握拳抵住孩子的肚脐上方,另一手包住拳头,向里向上快速有力地冲击腹部;持续几次挤压,直到将堵住气管、喉部的食物硬块等冲出。

3. 如果是成年人自己发生了呼吸道异物堵塞,可以将上腹部压在任何坚硬、突出的物品上,比如椅背、桌角等,反复几次冲击腹部,就可以成功自救。

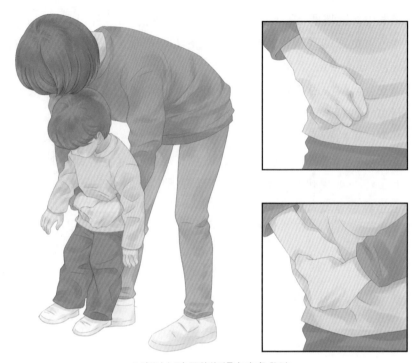

2岁以上孩子的海姆立克急救法

当宝宝在进食或者口含小物品时突发剧烈咳嗽、气喘、声音嘶哑、喉咙"呼噜呼噜"响,乃至出不了声、呼吸困难、面色青紫,就要警惕异物吸入气道,必须采取紧急措施,使用海姆立克急救法。如果孩子失去反应,则应该呼叫救援,如判断心跳、呼吸停止应立即开始心肺复苏。

在平时,家长要叮嘱宝宝不要随便把东西放入口中,注意检查玩具是否有零件脱落,颗粒过大的食物(比如果冻、麻花、糖果、花生、豆类、坚果、葡萄等)要弄碎后再给孩子食用。还要注意黏稠度过高的食物(比如花生酱等)应该稀释后食用或避免食用,纤维过长、咬感过硬的零食(如鱿鱼丝、牛肉干、纤维多的芹菜或肉块等)应避免给孩子食用。要让孩子养成良好的饮食习惯,进餐时不打闹,不大笑或大声说话。节假日尤其要注意孩子的饮食安全。

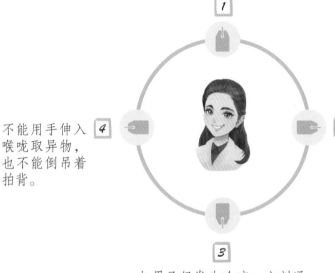

1 不能喂孩子难以下咽、颗粒过大的食物，如果冻、坚果等。

2 居家环境要注意，电池、纽扣、硬币、小零食不要让孩子轻易拿到。

3 如果已经发生呛咳，立刻通过海姆立克法进行急救。

4 不能用手伸入喉咙取异物，也不能倒吊着拍背。

志玲博士聊聊天 ((·

当爸爸妈妈的可一定要"长点心"，好奇宝宝用嘴巴探索世界，什么都会塞入嘴巴里，家里的环境一定要清理好。每一位家长都应该学会海姆立克急救法，建议全家人反复练习，关键时刻真的可以救命！

辉辉妈妈提问

我家孩子 5 岁，今天中午做完饭发现他偷偷把奶奶的降压药当成糖果吃了，本来里面还有十几颗，现在都空了。当时给他挖喉咙吐出来两三颗，然后马上送到医院急诊，现在还在观察，我们该怎么办？

志玲博士回答

家长您好，首先你们的做法很正确。发现孩子误服药物后，确认药物的种类、时间、剂量，发现是降压药后进行催吐，同时送到医院进行治疗，这些措施都很及时有效。但是并不是所有的药都可以催吐，有些反而会带来二次伤害。现在还要做的就是密切观察血压，配合治疗，吸取教训，预防孩子再次误服药物。希望您的孩子早日恢复健康！

　　如果家长发现孩子误服药物，应该马上确认具体情况，及时掌握信息。不要责骂孩子，引起逆反心理，反而影响后续的治疗。要马上与孩子沟通，弄清楚服用了什么药、什么时候吃的、吃了多少剂量。如果实在搞不清楚，也要给药瓶或者药盒拍照，最好保留说明书，马上就近就医，以免错过治疗时机。

有些情况比较危急，比如孩子出现手脚冰凉、呼吸急促或困难、意识模糊等危及生命的情况，需要马上拨打"120"电话。如果服用的剂量少，或是服用了维生素片、保健品等，并且孩子暂时没有异常的话，也可以自行前往医院处理。

至于要不要给孩子催吐，是要根据具体情况具体分析的。您的孩子口服的是降压药，是可能危及生命的，因此及时催吐是非常有必要的。如果明确孩子误食的是降压药、降糖药、安眠药、避孕药、维生素片等常见药物，那么在去医院途中，如果孩子清醒，可以把手指伸入口中刺激咽部催吐。

这些情况下不建议催吐：孩子已经陷入昏迷，此时催吐的话，呕吐物容易堵塞呼吸道引起呛咳甚至窒息，因此不能催吐；误服的是漂白剂、氨水、洁厕灵、油漆、碘酒等，此时催吐会再次伤害黏膜，不建议催吐；此外，如果不清楚能否催吐，应马上打"120"电话咨询。

还有些情况需要特殊处理，希望家长可以牢记，例如：如果误服的是降糖药，那么催吐之后应该及时补充糖水，保证血糖水平的稳定；如果误服的是保健品、维生素片，那么还需要大量喝水，稀释药物；如果误服的是碘酒，应该喝米汤、面糊等含淀粉的液体；如果误服的是消毒剂，记得要尽快喝生鸡蛋清、牛奶等，以保护黏膜。

下面我来分享一下家中药物的正确存放办法。

1. 家庭药箱一定要安全存放，家长们记得把小药箱放在高处，最好落锁，避免孩子调皮翻动。如果是已开盖使用的药物，必须放在孩子拿不到的地方，接触不到就不会误服了。

2. 合理使用药物，大人的药物和孩子的药物应该分开放，还要记得及时核对保质期。家长给孩子喂药时，要检查药盒上的标签，看看用法用量是不是正确的。千万要记得，不要用空药瓶分装其他药物，也不要用饮料、矿泉水瓶装有毒液体。比如说爷爷奶奶把常用的药物分装在其他药瓶里，但是爸爸妈妈不知道，就可能会不小心给孩子喂错药。

3. 注意教育孩子不要乱拿、乱吃不认识的东西，充分让孩子认识到误服药物的危险性。还有，大人服药时尽量不要当孩子的面，避免孩子模仿。错误的做法是，有些孩子不配合吃药，家长就会哄骗孩子说药瓶里装的是糖果。如果给孩子留下错误的印象，可能会趁家长不注意时偷偷服用药物。

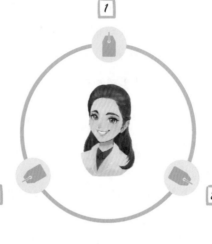

家庭小药箱要放好，给孩子喂药时擦亮眼睛，教会孩子远离药物。

1

3 如果不能判断药物的性质，不要自行催吐。

2 发现孩子已经误食药物，马上确认具体时间、种类、剂量，然后前往医院。

「志玲博士」

在线解答儿童用药的热点问题

志玲博士聊聊天 (((

　　危险无处不在，每年都有惨剧发生。家里的药品千万不要随手放，给孩子喂药时更不要骗他说那是糖果，因为他会趁你不注意自己去尝试。还要强调，不能盲目自行给孩子催吐，这样做很可能不但没有帮助，反而会将情况弄得更糟，应该及时寻求医生的专业帮助。

第 25 节　家有宝贝，装修新家该注意什么

 小莉爸爸提问

> 志玲博士您好，我家宝宝 8 个月大，我最近准备装修一下新家。宝宝平时很调皮，现在正是学走路的时候，我把桌子、椅子还有其他家具的边边角角都贴上了防撞海绵，请问其他还有什么要注意的吗？

志玲博士回答

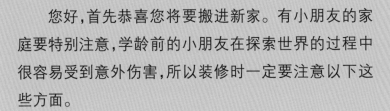

您好，首先恭喜您将要搬进新家。有小朋友的家庭要特别注意，学龄前的小朋友在探索世界的过程中很容易受到意外伤害，所以装修时一定要注意以下这些方面。

1. 窗户：一定要给窗户安装好防护栏，栏杆的高度要合适，缝隙不能太宽，避免小朋友把头钻进去。不论阳台还是卧室，都不能在紧靠窗户的地方放置桌椅、沙发，如果孩子随意攀爬，后果不堪设想。

2. 楼梯：如果您家的房子是复式的，那么除了给楼梯安装扶手以外，楼梯的顶部和底部还要安装儿童安全门，平时上锁或关闭，不能让孩子单独上下楼梯，否则也是很危险的。

3. 家具：孩子充满了好奇心，如果调皮一点还喜欢四处攀爬。家里的鞋柜、书柜、斗柜等比较沉重的家具一定要固定在墙上。曾经有孩子趁大人不在

家,把斗柜的抽屉全部打开,还要踩着抽屉往上爬,结果柜子的重心不稳,一下子倾斜下来,砸在了孩子身上。所以一定要避免这样的事情发生。

4. 厨卫:不论是厨房还是卫生间,都不要在水桶或者浴缸里面蓄水。如果孩子因为好奇去玩水,很容易一头栽进水桶里,可能家长没有发现的时候就已经发生了悲剧。爸爸妈妈们一定还要记得,给水龙头的热水设置最高温度为49℃以下,如果给宝宝洗澡,也要记得先放凉水,再放热水,避免粗心的时候烫伤孩子。浴室铺好防滑垫,避免孩子摔倒;燃气灶旋钮还要加保护盖,避免孩子好奇打开。

5. 电器:现在家庭里都有很多电器,在挑电源插座的时候一定要选择儿童安全插座,或者放置防触电保护盖,因为有的孩子会好奇地把手指插入插座,如果有保护措施就不会触电了。暖气片、电风扇也是同理,一方面要教育孩子不要误触,另一方面也要做好防护措施。

6. 卧室:在桌角、墙角等尖锐的地方贴上防撞条;给橱柜、抽屉加防夹锁扣;还要记得不要在婴儿床上堆放毛绒玩具、厚棉被等,避免窒息。

特别提醒:对于正在装修的房子,一定要选好装修材料。油漆、瓷砖石材、家具、壁纸、地板等都可能是甲醛来源,建议您少用复合板材,选择符合国家标准的材料;胶水、黏合剂等容易忽略的材料也要严格要求;家具要封边处理,避免甲醛泄露。

房子装修完成后,要记得开窗通风。夏天温度高,板材释放甲醛等有害物会更严重,因此先不要着急搬进新家,尤其是备孕期女性、孕妇、婴儿,有条件的话建议请有资质的检测公司检测后再入住。如果出现家里灰尘多、有刺鼻气味的情况,或者宝宝在室外没问题,在房间里出现喘息、咳嗽、流鼻涕、皮肤瘙痒、红斑,那么可能是过敏造成的,应该及时去医院检查。

 小莉爸爸追问

> 谢谢志玲博士。搬进新家这段时间,家里五岁的大宝最近不肯按时睡觉了,经常自己拿手机看动画片,喊他吃饭也不愿意关掉,这样子怎么纠正一下呀?

志玲博士回答

> 现在的小朋友经常可以接触到电子产品,进行不一样的文化和娱乐活动,不过也引发了儿童肥胖问题、睡眠问题等。铺天盖地的不健康食品和甜味饮料广告也影响孩子的饮食习惯。如果吃饭的时候看电视,孩子更容易忽略身体提示已经吃饱的信号。睡眠对孩子的身高和大脑发育至关重要,睡眠不足时,行为健康和学习都会受到影响。

　　根据美国儿科学会的建议,家长应该监督孩子的智能设备使用情况,帮助孩子理解观看的内容,把学到的知识运用到周围世界中。如果宝宝不到 18 个月大,应该避免接触电子产品。18~24 个月大的孩子可以适当使用,但要选择高质量的节目,并且要在家长陪同下观看。2~5 岁的孩子每天使用电子设备不超过 1 小时。关于纠正孩子沉迷手机的方法,建议您启用电脑或手机操作系统中的"父母控制功能",设置孩子访问特定的 APP,阻拦或者过滤某些网络内容,还可以通过手机设置来限制使用时间。如果孩子用手机、平板或电脑玩游戏,一定要确保是安全的、儿童友好型的游戏,不会出现暴力、诱导性的广告。最重要的是父母应该多陪陪孩子,保证睡眠、吃饭和亲子游乐时间不受打扰,手机无法代替听爸爸妈妈讲故事、一起拼图或画画等时间。如果将手机、平板电脑作为安抚孩子的唯一方法,可能会过度使用,影响儿童发展自我调节情绪的能力。

　　体育活动对于健康的生活也至关重要,孩子在看电视、玩手机的时候都是被动的,无法发展重要的能力,玩手机和看电视的时间越长,留给其他有趣而难忘的童年活动的时间就越短。孩子的日常生活应该保持健康、均衡,玩耍不仅能锻炼身体,还能激发创造力,同其他孩子一块玩耍能够培养社交能力和解决问题的能力,所以建议孩子多参加室外活动。

　　屏幕的波长处于光谱上靠近蓝端的光,会干扰睡眠,导致孩子睡眠时间缩短和质量下降,不良的睡眠习惯也对情绪行为体重和学习也不良影响。理想情况下,睡觉前 1 个小时不应该玩手机。为了保证充足的睡眠,应该让孩子的房间保持黑暗和安静,给孩子形成和保持固定的睡眠时间表。爸爸妈妈可以和宝宝维持一致的睡前程序,例如洗澡、讲故事等,另外确保足够的户外活动,白天饮食规律等。

一图读懂

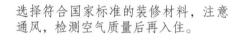

选择符合国家标准的装修材料,注意通风,检测空气质量后再入住。

1

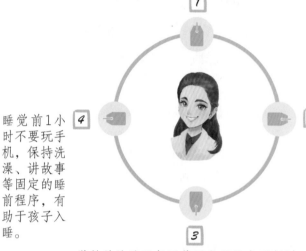

睡觉前1小时不要玩手机,保持洗澡、讲故事等固定的睡前程序,有助于孩子入睡。

4

2

教育孩子不乱碰窗户、楼梯、桌角、抽屉、电源、燃气,家具要牢固,水桶不蓄水,危险物品要放好。

3

学龄前的孩子每天使用电子设备不超过1小时,应该在家长的监督和陪伴下使用。

志玲博士聊聊天)))

"小孩静悄悄,必定在作妖",家里有小朋友,千万要注意居家安全。小药箱、纽扣、硬币等收纳好,清洁剂、消毒液用后也要盖好。手机虽好,爸爸妈妈再忙,也要记得陪伴孩子哦!适当的户外玩耍、良好的睡眠习惯更有助于宝宝成长。

第六章 呵护敏感的宝贝

●------ 第 26 节 孩子哮喘老不好，治疗中
要注意哪些事 ------●

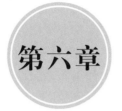 宁宁爸爸提问

> 你好，我家宁宁 5 岁半了，平时经常咳嗽、喘息，有一年多的时间了，医生诊断是哮喘。听说顺尔宁（孟鲁司特钠）可以治疗哮喘，我家孩子能用吗？

志玲博士回答

> 宁宁爸爸，您好！哮喘是儿童常见的一种慢性气道炎症性疾病，能否使用孟鲁司特钠治疗需要由孩子哮喘的类型决定，运动型哮喘可用作首选药。

哮喘最常见的症状是反复发作的喘息、咳嗽、气促、胸闷等，具体症状和严重程度会随时间而变化，常在夜间和（或）凌晨发作或加剧。

现有的医学技术水平尚无法治愈哮喘,但可以通过药物来长期控制病情。一旦明确诊断为哮喘,及时规范化地治疗是非常有必要的,通过治疗可以防止气道壁结构发生不可逆的损害,防止肺功能损伤。有一部分哮喘儿童,随着生长发育,肺的发育逐渐成熟,哮喘症状会有不同程度的缓解,甚至部分儿童可以不治自愈,但还是有不少患儿在成年之后仍会复发。如果儿童时期规范治疗,哮喘控制得好,成年时的自愈率也会高。

治疗哮喘的药物主要有两大类,分别是支气管扩张剂和吸入用糖皮质激素。常见的支气管扩张剂包括沙丁胺醇、特布他林,这类药物能够迅速缓解支气管痉挛。吸入用沙丁胺醇制剂在使用后 3～5 分钟内起效,能够快速解除支气管痉挛的状态。特布他林在吸入后 5～15 分钟发挥扩张支气管的作用。因此,在哮喘的急性期,沙丁胺醇可以作为迅速改善哮喘症状的首选药物。

另一大类药物就是吸入用糖皮质激素,常用的有倍氯米松、布地奈德、氟替卡松。这类药物在哮喘的控制治疗中,发挥不可替代的作用,从经济方面考虑也是性价比很高的治疗方案。2019 年全球哮喘 GINA 指南有一个里程碑式的变化,建议轻度哮喘的 5 岁以上儿童、青少年在第一阶段方案中使用支气管扩张剂,同时需联合低剂量的吸入用糖皮质激素。吸入用糖皮质激素有不同的剂型,比如雾化吸入混悬液、压力定量气雾剂和干粉吸入剂,均具有较好的临床疗效。布地奈德可用于 12 岁以下儿童,也是美国食品药品管理局(FDA)目前批准的唯一可用于 4 岁以下儿童的雾化吸入糖皮质激素;丙酸氟替卡松适用于 4～16 岁儿童;丙酸倍氯米松同样适用于 4 岁以上儿童。

哮喘的首选药是吸入激素,吸入激素不能有效控制症状时才考虑增加激素剂量、联用支气管扩张剂或联合使用孟鲁司特钠。过敏性鼻炎一线治疗用药常常选择鼻用激素和抗组胺药,孟鲁司特钠疗效不如鼻喷激素。过敏性鼻炎合并哮喘时,孟鲁司特钠可作为次选药物。

药物是把双刃剑,在产生疗效的同时,都可能存在潜在的副作用。因此,使用任何药物之前都需要评估风险和受益。对于孟鲁司特钠,目前比较受关注的是其神经精神系统不良反应,如噩梦、幻觉、失眠、易怒、攻击性行为、抑郁、自杀倾向等,需要大家在用药期间密切观察,特别是在开始治疗或增加剂量时,一旦出现可疑不良反应时需要停药并及时就医。2020 年,美国 FDA 在官网上把药品说明书中的严重神经精神事件升级为加黑框的警告。孟鲁司特钠稳定性较差,对光、湿、热均不稳定,见光后有效药物成分容易被分解,从而降低药效。所以,孟鲁司特钠颗粒剂需要使用一些不透光的溶媒来帮助孩子服用,比如牛奶、配方奶、果汁等等,唯独不能使用白开水来溶解,但在服药后可以饮水。也正因为孟鲁司特钠见光不稳定,所以建议在临用时才打开包装袋,并在 15 分钟内给孩子服用。

宁宁爸爸追问

> 好的,我带宁宁去医院看了,医生开了雾化吸入的激素,会不会有副作用? 要用多久才能停药啊? 还有什么要注意的呢?

志玲博士回答

> 很多家长担心激素的副作用,实际上,作为治疗儿童哮喘的一线用药,吸入性糖皮质激素的药量仅为口服激素用药量的几十分之一,吸入性激素直接作用于支气管,吸收入血的量非常少,安全性明显优于口服糖皮质激素。

大量循证医学证据表明,吸入激素并不会对儿童生长发育和骨骼代谢产生明显影响。长期使用吸入性激素较常见的副作用是喉咙痛、声音嘶哑及鹅口疮,通过吸入后漱口或洗脸可以有效减少相关不良反应的发生率。作为一种慢性疾病,严重以及长期未控制的哮喘本身会抑制儿童的生长发育,肺功能也会受到损伤。因此,选择吸入性糖皮质激素控制哮喘发作利大于弊。

使用雾化治疗方式时应注意:雾化前要清除油性面霜和口鼻腔分泌物,不宜让孩子进食过饱,做好安抚工作,不能保持安静的宝宝,应暂停雾化或采取睡眠后雾化。保证孩子处于坐位、半坐位或侧卧位,逐步控制出雾量,先小后大。较大孩子应尽量经口吸入,吸气时用口深吸气,呼气时用鼻子出气。较小孩子尽量选用密闭式面罩吸入。保持密切观察，一旦发现孩子有频繁刺激性咳嗽、呼吸困难等不适症状时，应暂停雾化。

使用定量气雾剂加储物罐时应注意：喷药入罐后应尽快吸入，时间长了药物可能会沉积在储雾罐内导致吸入药量减少。储雾罐使用期间最好能每周清洗一次，洗完之后务必自然晾干，不可以擦拭内壁，否则有可能产生静电，吸附药物微粒，影响疗效。若储物罐瓣膜损坏，要及时更换。

特别提醒，如果孩子病情处于急性发作期，则不宜在家进行雾化治疗，一定要及时去医院就诊，以免延误病情。

使用药物后，虽然咳喘症状消失了，但气道炎症仍会持续存在，因此不能擅自减药停药。如果使用低剂量的糖皮质激素能维持对哮喘的控制，并且6个月~1年内无症状反复，可在医生指导下逐渐减量停药。

烟草烟雾是最重要的哮喘触发因素之一，家长要戒烟。

一图读懂

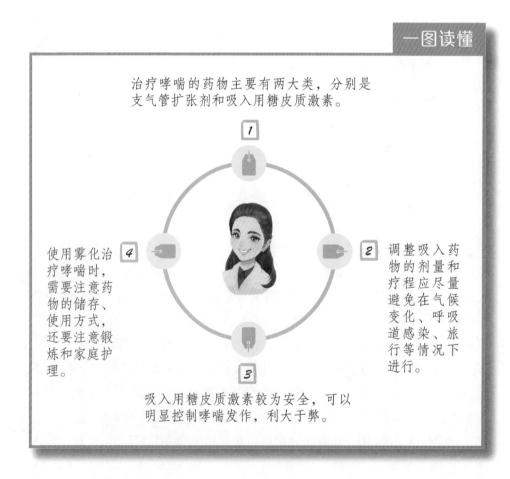

治疗哮喘的药物主要有两大类，分别是支气管扩张剂和吸入用糖皮质激素。

1

2 调整吸入药物的剂量和疗程应尽量避免在气候变化、呼吸道感染、旅行等情况下进行。

3 吸入用糖皮质激素较为安全，可以明显控制哮喘发作，利大于弊。

4 使用雾化治疗哮喘时，需要注意药物的储存、使用方式，还要注意锻炼和家庭护理。

志玲博士聊聊天))

　　雾化药物总体来说是很安全的,因为主要是在局部发挥作用,不吸收到全身血液循环。不过,需要用有循证医学证据的雾化药,而不要用注射剂、中成药来雾化。雾化治疗前记得洗脸,治疗后记得洗脸漱口,以免药物(尤其是糖皮质激素)在局部残留,导致鹅口疮等不良反应。

第六章

呵护敏感的宝贝

小清妈妈提问

志玲博士好,我家宝宝 9 个月,最近换尿不湿的时候发现两边的屁股都红红的,形状是对称的,周围还有一些红色的皮疹。宝宝的大小便正常,请问是尿布疹吗? 有什么办法治疗吗?

志玲博士回答

家长您好,您的问题已经收到,您的孩子可能发生了尿布疹。尿布疹常常出现在下腹部、臀部、生殖器和大腿根褶皱处,也就是直接接触尿液或大便的部位。每个孩子都可能会有"红屁股"的时候,您不必太过担心。

当尿湿的尿布长时间不更换,婴儿局部皮肤受到持续的刺激,尿布覆盖部位的皮肤就会发红或出现细小的疹子。尿液自然分解后产生的化学物质会进一步加重皮肤炎症,宝宝的皮肤表层一旦被感染,接触尿液和大便时就更容易受到刺激,进一步加重感染。

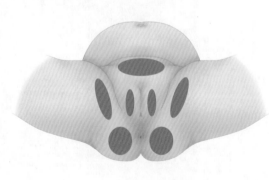

婴儿多少都会患几次尿布疹,最早至 1 周龄时出现,发病高峰为 8～10 月龄。以下这些因素和尿布疹有关系:母乳喂养的婴儿大便 pH 较低,发病率更低;如果宝宝刚开始吃辅食,食物种类的增加引起消化过程的变化,更容易出现尿布疹。如果宝宝正在服用抗生素,可能会使酵母菌引起的皮肤感染症状更加严重。您的宝宝正处于 9 个月,可能有添加辅食等原因,请不要特别紧张,尿布疹一般不会特别严重,仔细护理的话 3～4 日便会消失。

有些新手妈妈为了让宝宝不蹬踹开尿布,就包裹得紧紧的,这样不利于宝宝屁股透气,不方便活动,还影响生殖器官的发育。为了不妨碍婴儿的腹式呼吸,也为了让婴儿的大腿活动自如,尿片的松紧度一般应可容纳得下二三根手指,不可包得过紧。但也不要太松,否则容易掉下。

若是宝宝拉了大便,必须及时更换尿布并清洗屁股。新生宝宝一般一天要换尿布 14～20 次,若是只有尿没有大便,可 2 小时换一次,这样也不至于太过"心疼"尿布的价格。如果大便和尿都没有,最长也该 4 小时内更换。所以若是夜间发现尿布脏了,要尽快更换,换完后宝宝会睡得更香。

如果患了尿布疹,多数患儿可在家中治疗。只要有机会,就把宝宝的屁股露在空气中透透气。建议家长们每 2～3 小时检查 1 次尿布,宝宝每次排便后立即更换尿布。家长可以使用柔软的布料蘸温水清洁臀部皮肤,如果皮肤剥脱或溃烂,可以用喷瓶喷温水清洁,然后用柔软的毛巾拍干该区域。注意涂抹含有氧化锌或凡士林的护臀软膏。

正常情况下,尿布疹在护理和涂抹护臀霜后 2～3 天就会好转。如果尿布疹没有好转甚至恶化,或出现腹泻、体温≥38 ℃等情况,需要去医院就诊。

 小清妈妈追问

> 谢谢医生,我家宝宝除了尿布疹,还有一个问题,就是经常得湿疹,每次都痒得不行,擦了地奈德乳膏有效果,但是又容易复发,到底应该怎么办?

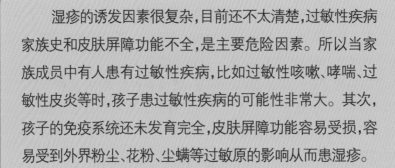

　　湿疹的诱发因素很复杂,目前还不太清楚,过敏性疾病家族史和皮肤屏障功能不全,是主要危险因素。所以当家族成员中有人患有过敏性疾病,比如过敏性咳嗽、哮喘、过敏性皮炎等时,孩子患过敏性疾病的可能性非常大。其次,孩子的免疫系统还未发育完全,皮肤屏障功能容易受损,容易受到外界粉尘、花粉、尘螨等过敏原的影响从而患湿疹。

　　最常见的湿疹类型有特应性皮炎、接触性皮炎。

　　特应性皮炎常常发生在有过敏史的婴幼儿身上,在几周到6个月的婴儿期比较多见,表现为脸颊、额头或头皮瘙痒、发红,并出现小丘疹,还可能扩散到躯干和四肢,有严重的瘙痒,大部分在2～3岁好转。处于4～10岁儿童期的孩子常常发生在肘部和膝部皮肤,有时发于手腕背面和脚踝外侧,表现为红色鳞屑状斑,由于过度抓挠,局部可能干燥、结痂和发炎。12岁以上和成年期的特应性皮炎症状为皮肤瘙痒、干燥、起皮。

　　接触性皮炎是由于皮肤接触到刺激性物质或过敏原(如柑橘、羊毛衣物等)引起的,如果孩子经常流口水或舔嘴角会导致嘴唇和口周皮肤的湿疹性皮炎。其他过敏性物质还包括牛仔服上的镍制扣子、牙膏或漱口水的添加剂、衣服染料等。

　　湿疹没有根治的方法,但是恰当的治疗和护理可以有效控制症状,随着孩子生长发育,可能会在几个月或几年后消失。

　　1. 保持皮肤湿润:湿疹不是因为皮肤太湿造成的,相反,患了湿疹要经常用保湿剂保持皮肤滋润,应做到足量(厚厚抹一层)和多次,原则是只要皮肤摸起来觉得干燥,就要及时涂抹;新生儿期应尽早外用保湿剂,可减少和推迟湿疹的发生。应该选择霜、乳膏这样的剂型,保湿时间相对长。不推荐炉甘石洗剂,以免皮肤更加干燥。

　　2. 让孩子用温水快速洗澡。汗液刺激是重要的诱发因素,因此宝宝应勤洗澡,水温要稍微调低一些,32～37 ℃和体温相当的水温比较合适。洗澡时间尽量控制在15分钟之内,一般5分钟就够了。如果使用了沐浴露,那么需要冲洗2遍,保证不会有残留沐浴露对皮肤造成刺激。在洗澡后3分钟内全身涂上润肤品,锁住皮肤表面的水分。

3. 避免刺激原：应选择棉质的衣物，尽量避免穿质地硬或有刺激性的衣服，如羊毛、化纤材质等，防止对宝宝皮肤产生刺激。减少肥皂、洗衣液等可能产生的刺激，远离常见的过敏原（奶制品过敏最为常见），湿疹比较重的小婴儿，尤其是伴有吐奶、嗳气、莫名哭闹、生长发育迟缓的，最好检查是否牛奶过敏。

4. 避免搔抓：湿疹往往存在"瘙痒-搔抓-瘙痒加重"的恶性循环，为避免抓破皮肤发生感染，可用软棉布松松地包裹宝宝双手，但要勤观察，防止线头缠绕手指，注意及时为宝宝修剪指甲。如果已经搔抓得破皮了，建议使用红霉素软膏或者百多邦软膏，但是注意应与激素药膏间隔半小时涂抹。

5. 药物治疗：常用的外用激素从弱到强的顺序是，1％氢化可的松＜0.05％地奈德＜0.1％丁酸氢化可的松（尤卓尔）＜0.1％糠酸莫米松乳膏（艾洛松）＜倍他米松＜氯倍他索。如果市场上买不到1％氢化可的松乳膏，可以用0.05％地奈德乳膏（力言卓）。激素药膏最好不要连续使用超过两周，使用面积不要超过体表面积的1/3。一个指尖长度的软膏量可以涂抹整个手臂或腿部，一般每日涂抹仅需1～2次。面颈部易吸收激素，故应短期使用，并逐步减量或与外用他克莫司软膏等交替使用。

一图读懂

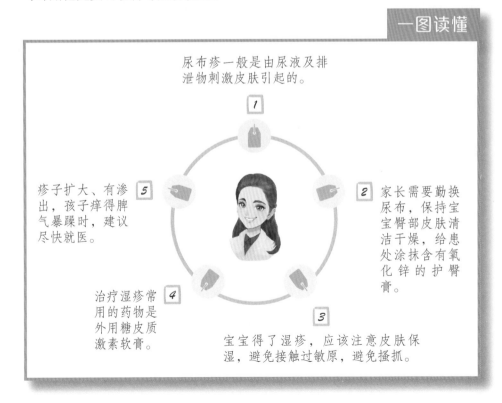

尿布疹一般是由尿液及排泄物刺激皮肤引起的。

1

5 疹子扩大、有渗出，孩子痒得脾气暴躁时，建议尽快就医。

2 家长需要勤换尿布，保持宝宝臀部皮肤清洁干燥，给患处涂抹含有氧化锌的护臀膏。

4 治疗湿疹常用的药物是外用糖皮质激素软膏。

3 宝宝得了湿疹，应该注意皮肤保湿，避免接触过敏原，避免搔抓。

志玲博士聊聊天)))

　　对付尿布疹特别有效的方法就是涂抹氧化锌软膏隔离，像刷墙一样涂得厚厚的，大小便之后如果药物蹭没了要重新涂，便宜、安全又好用。还有，大小便之后要轻轻拍干，然后把宝宝屁股晾在空气中，或者用吹风机的最低档吹干。

　　对付湿疹则要反复涂抹厚厚的保湿霜，如果效果不好，及时使用激素软膏，比如弱效的地奈德乳膏。不要惧怕激素软膏的副作用，事实上局部皮肤使用是很安全的。

第 29 节　咳嗽都一个月了怎么还不好

嘉嘉妈妈提问

志玲博士您好,我家宝宝现在 4 岁,从前段时间开始反反复复咳嗽,有时候还会流鼻涕,但没有吐过痰,也没有发过烧,现在每天精神也挺好的。给她喝止咳糖浆就不咳嗽了,一停就又开始咳嗽。宝宝平时对螨虫过敏,都咳一个月了还不见好,这是过敏引起的吗?

志玲博士回答

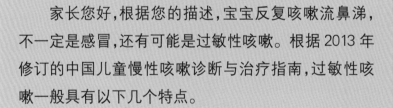

家长您好,根据您的描述,宝宝反复咳嗽流鼻涕,不一定是感冒,还有可能是过敏性咳嗽。根据 2013 年修订的中国儿童慢性咳嗽诊断与治疗指南,过敏性咳嗽一般具有以下几个特点。

1. 超过 1 个月的无原因的慢性咳嗽,咳嗽呈阵发性刺激性干咳,或者有少量白色泡沫痰,夜间或清晨发作,白天很少咳嗽,运动时或遇冷空气、吸入烟雾等刺激气体后咳嗽加重。宝宝平时喜欢揉眼睛和鼻子,爱抓头皮;睡觉时爱出汗,不安分,喜欢蜷曲着睡。

2. 极易受到外界刺激引发咳嗽,往往没有气喘的表现,听诊检查没有呼吸道的杂音;也没有发热感染的表现,普通感冒药或抗生素无效,用支气管扩张剂

（如氨茶碱、丙卡特罗等）治疗后会明显缓解。

3. 有过敏史，接触过敏原后加重。比如曾经出现婴儿湿疹、荨麻疹、对某些食物过敏等，或者有家族过敏史，即父母及亲戚有过敏性鼻炎等。

嘉嘉妈妈追问

那我们该吃什么药呢？

志玲博士回答

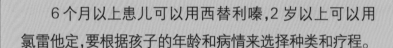

6个月以上患儿可以用西替利嗪，2岁以上可以用氯雷他定，要根据孩子的年龄和病情来选择种类和疗程。

这里再为您提供几个建议，希望有所帮助。

1. 治疗过敏性咳嗽，最重要的就是要脱离过敏原。您的宝宝对螨虫过敏，那一定要注意清洁床单、窗帘，勤晒被褥，开窗通风等。可以选择专用的防过敏原床罩盖住床垫和枕头，每周用热水清洗一次床单、毯子、枕套、抱枕和毛绒玩具以杀灭尘螨。潮湿的环境更容易滋生尘螨和真菌，建议保持室内湿度在 50% 以下。如果有条件的话，买一台空气过滤器（如高效粒子空气过滤器或 HEPA 过滤器）。

2. 其他常见过敏原还有花粉、柳絮、海鲜、油烟、动物皮屑等，尽量不要在孩子房间里放毛绒玩具，不要让宠物进入孩子的房间，如果孩子过敏，考虑将宠物送走。

3. 正确使用吸入性糖皮质激素。常用的药物有布地奈德混悬液、丙酸倍氯米松混悬液。分为按压式吸入器或雾化吸入器两种，按压式吸入器一般是瓶装的喷雾剂，使用方法可以参考说明书或咨询医生。雾化吸入器需要外接雾化仪器，通过压力将瓶中的液体变为雾状，婴儿可能需要一个良好贴合的面罩。还有定量吸入气雾剂（如丙酸氟替卡松气雾剂）、干粉吸入剂等。无论哪种，都要咨询医生后使用。使患儿在安静状态下缓慢吸入，避免药物进入眼睛，吸入后屏气 10 秒，结束后立即洗脸、漱口和刷牙，避免损害牙齿。

一图读懂

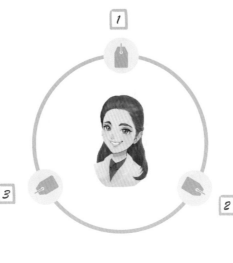

孩子刺激性干咳超过1个月，流清水样鼻涕，早晨和夜间严重，运动、吸入冷空气、接触过敏原后严重，普通感冒药无效，那么需要注意可能是过敏性咳嗽。

1

出现过敏性咳嗽，首先要远离过敏原，在医生指导下服用抗过敏药或吸入糖皮质激素。

3

孩子有刺激性干咳，没有喘息，考虑为过敏性咳嗽；如果咳嗽伴喘息，检查发现气管病变，倾向于咳嗽变异性哮喘。

2

志玲博士聊聊天 (((

　　移除过敏原需要全家总动员，把床罩换为防螨虫床罩，清洗空调、窗帘等，让花草、猫狗等远离宝宝……抗过敏药(比如西替利嗪、氯雷他定等)比止咳化痰药更管用。推荐给宝宝喝蜂蜜(1 岁以上)止咳，让宝宝头抬高睡觉，用温热的生理盐水或水蒸气雾化宝宝的口鼻。

第四节 孩子反复拉肚子、大便有泡沫怎么办

 欢欢妈妈提问

志玲博士您好,我家宝宝8个月,纯母乳喂养到半岁,半岁之前宝宝的大便是黄色的、糊状的,一般一天拉1~2次。半岁以后开始喝普通奶粉,宝宝开始反复拉肚子,一天5~6次,大便夹杂奶瓣和泡沫,吃过益生菌也不见好转,这两个月体重也不见增长,我应该怎么办?

志玲博士回答

宝妈您好,您描述的情况可能是牛奶蛋白过敏引起的。宝宝的免疫系统发育还不完善,肠道屏障发育不成熟,过敏原容易通过肠道进入血液,使宝宝容易受到过敏原的刺激,引起过敏反应。

遗传因素、环境因素、生产方式、喂养方式都会影响宝宝的过敏情况。婴幼儿体内的免疫系统对牛奶蛋白过度反应可以引起牛奶蛋白过敏,通常发生在2个月至2岁时,可以有多种表现形式。宝宝可以出现湿疹、皮炎、唇部肿胀等皮肤过敏症状,也可以表现为腹泻、便秘、吐奶、腹痛(可表现为哭闹)等消化道症状,大一点的宝宝可表现为哮喘、过敏性鼻炎等呼吸道的疾病,因为蛋白吸收不完全,长期牛奶蛋白过敏可出现体重增长慢或生长发育迟缓的现象。

鉴于您宝宝大便里面有泡沫,还要考虑乳糖不耐受的可能。乳糖不耐受是由于各种原因引起的小肠黏膜刷状缘缺乏乳糖酶,牛奶里的乳糖不能被小肠吸收,进而出现腹胀、腹痛、腹泻等症状。食物不耐受和过敏不是一回事。

为了明确宝宝到底是牛奶蛋白过敏还是单纯的乳糖不耐受,建议宝妈带着宝宝去医院做一些相关的检查。也可以初步在家里细心观察,我们医学上的专有名词叫"回避-激发试验",具体步骤是:开始前应先进行牛奶回避试验。饮食中回避牛奶或奶制品 2～4 周,记录腹泻、湿疹等症状;若症状改善,考虑该儿童临床症状可能与牛奶蛋白过敏有关,需行口服牛奶激发试验确诊。简单来说就是,先保持 2～4 周完全回避牛奶,看看过敏症状是不是好转,然后在激发试验中接触牛奶,看看是不是过敏症状又加重。不过,最终仍需专业医生的诊断。

如果确定是牛奶蛋白过敏,需回避含有牛奶蛋白成分的食物及配方奶粉,换成特殊配方奶粉。通过回避牛奶蛋白以及随着宝宝免疫力的逐渐提高,大部分宝宝的过敏症状会得到好转,基本在 3 岁左右会耐受。

欢欢妈妈追问

> 我带孩子去医院看了,医生建议我们更换成氨基酸配方粉,请问氨基酸配方粉营养够吗? 要喝多久?

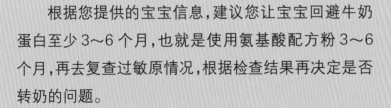

志玲博士回答

> 根据您提供的宝宝信息,建议您让宝宝回避牛奶蛋白至少 3～6 个月,也就是使用氨基酸配方粉 3～6 个月,再去复查过敏原情况,根据检查结果再决定是否转奶的问题。

氨基酸配方粉是把蛋白质进行了水解,其他微量元素的含量也是达到有关标准的,是能够满足宝宝营养需求的。根据牛奶蛋白含量不同,特殊配方奶粉又可以分为氨基酸配方粉、深度水解奶粉、适度水解奶粉。

氨基酸配方粉:牛奶蛋白完全水解为氨基酸,不存在蛋白致敏的因素。适合对牛奶蛋白重度过敏的宝宝。

深度水解奶粉:牛奶蛋白大部分水解为氨基酸,具有低过敏性的特点,适合对牛奶蛋白轻中度过敏宝宝。

适度水解奶粉:牛奶蛋白小部分水解为氨基酸,可作为高危婴儿的一级预防,或者是过敏宝宝向正常奶粉转奶的过渡。

宝宝现在已经 8 个月了,应该添加辅食了,在添加辅食的过程中记得一定要回避牛奶蛋白(市面上售卖的羊奶粉也不推荐)。此外,对牛奶蛋白过敏的宝宝还存在对大豆蛋白过敏的可能,宝妈在购买添加辅食前要弄清楚成分。辅食的添加也要遵循由少到多,由简单到复杂的原则。

一图读懂

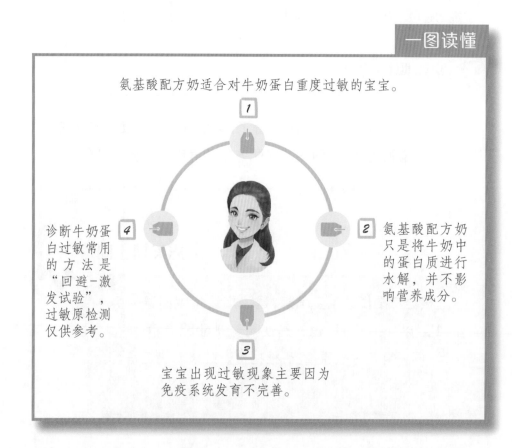

氨基酸配方奶适合对牛奶蛋白重度过敏的宝宝。

1

2 氨基酸配方奶只是将牛奶中的蛋白质进行水解,并不影响营养成分。

3 宝宝出现过敏现象主要因为免疫系统发育不完善。

4 诊断牛奶蛋白过敏常用的方法是"回避-激发试验",过敏原检测仅供参考。

志玲博士聊聊天)))

　　牛奶蛋白过敏的宝贝如何添加辅食？添加辅食的时候需要推迟添加鸡蛋、肉、海鲜等容易过敏的食物吗？其实，近年来关于辅食添加时间的研究已经提示，早添加一些易过敏的食物，如花生、鸡蛋、鱼、奶制品并不会增加过敏的概率；避免或者推迟添加，也不会带来预防效果。因此，美国儿科学会的意见是，不用推迟添加易过敏的食物，也不用按照特定顺序添加。澳大利亚健康与医学研究会的意见也是，不用按照顺序添加，不用推迟添加，也不用缓慢增加新食物的种类。此外，一些研究也提示，丰富的食物反而可能有助于预防过敏。所以，大胆去让孩子尝试各种丰富的食物，小心观察是否过敏即可。确认孩子过敏就回避吃，不过敏就放心吃。但是成分表中标注含有牛奶成分的食物都要避免。

第 30 节 听说"激素"副作用大，宝宝能用吗

 小超爸爸提问

> 我家宝宝 4 岁半，在医院被诊断为过敏性鼻炎，医生开了糠酸莫米松鼻喷雾剂，听说这个药是激素，副作用很大，宝宝能用吗？

志玲博士回答

> 家长您好，我们所说的"激素"其实可以分为生长激素、性激素、甲状腺激素、胰岛素和肾上腺皮质激素等很多种。临床上应用最广泛的糖皮质激素，属于肾上腺皮质激素的一种，局部使用对身体的影响非常小，儿童可以在医生的指导下安心使用。

糖皮质激素在人体内天然存在，对人体正常生命活动起着重要作用。临床上使用的糖皮质激素来源为人工合成，有抗炎、免疫抑制、抗病毒和抗休克等强大的药理作用，对小儿呼吸系统、消化系统及感染性疾病等都可达到较好的临床效果，尤其是在哮喘、过敏性鼻炎、湿疹等疾病的治疗中具有较好的疗效。

糖皮质激素的不良反应有诱发或加重感染、导致接触性皮炎、诱发溃疡、造成某些内分泌疾病、导致生长发育迟缓、致畸等。但这些不良反应大多数在长期、大剂量使用下才会出现，而小剂量短期使用时，通常只会有较轻的局部不良反应，而且大多数会在停药后逐渐消失。

对于儿童过敏性鼻炎,糖皮质激素鼻喷雾剂是控制鼻塞、流清涕、喷嚏等症状的首选药物。鼻喷激素主要在鼻腔内产生作用,几乎不会吸收入血,也就是说几乎不会引起全身的内分泌紊乱。特别是第二代鼻用糖皮质激素(如糠酸莫米松,丙酸氟替卡松)的全身作用风险更小。此外,鼻喷激素的剂量很小,糠酸莫米松鼻喷雾剂大约要用完很多瓶才相当于口服 1 片地塞米松片,所以影响是微乎其微的。对于症状严重的孩子,不用药的话鼻炎症状不但会很难受,影响生活质量,还可能增加哮喘、鼻窦炎、腺样体肥大的风险,与"可能的"影响相比,这些疾病风险对身体的伤害更需要重视。

对于儿童支气管哮喘,吸入用糖皮质激素(如布地奈德等)是目前控制哮喘症状和降低未来风险的首选药物。吸入型糖皮质激素剂量仅为全身使用激素的几十分之一,直接作用于呼吸道局部,抗炎作用强。到达呼吸道后很少进入血液,即使有极少量的激素进入血液后也很快被肝脏分解,因此可以很好地避免激素全身使用的不良反应。

 小超爸爸追问

> 我按照医生开的,给孩子用了喷雾剂,就是不知道自己用对了没有? 另外,万一以后需要口服激素,有什么要注意的吗?

志玲博士回答

> 家长在患儿使用糖皮质激素期间应当注意以下几点,规范用药。

1. 使用激素类药物,一定要严格遵医嘱,绝对不能盲目加药、减药或者停药。特别是如果真的需要长期或者大量使用全身系统的"糖皮质激素类药物",

减量和撤药时,更要遵循身体规律,遵循医生指导来调整。

2. 大剂量或长期全身使用糖皮质激素类药物,有可能引起肥胖、多毛、血糖升高、高血压、眼内压升高、水钠潴留、血钾降低、神经兴奋、胃及十二指肠溃疡、骨质疏松、白内障等不良反应。因此,若因治疗需要长期或大剂量使用该类药物,家属应及时关注患儿是否出现以上类似情况,并及时告知医生或药师,做好药物调整,并在医生指导下补充钙剂和维生素 D,定期随访监测血压、血糖、电解质水平等相关指标,定期眼科随访。

3. 口服糖皮质激素会引起儿童食欲增加、血糖升高,因此建议家属在患儿治疗期间,适当运动,清淡饮食,控制饮食总量,少吃高脂肪、高糖食物。雾化或吸入糖皮质激素后,应注意漱口,以防止鹅口疮的发生。

4. 此外,激素与许多药物存在相互作用,联用药物时需谨慎,必要时咨询医师或药师。

一图读懂

糖皮质激素对正常生命活动起着重要作用,临床上使用的糖皮质激素可以治疗多种疾病,但长期、大剂量使用下会出现不良反应。

1

4 不要过度放大激素的不良反应,而忽略疾病本身的影响。

2 常见的激素主要用于治疗哮喘、过敏性鼻炎、湿疹等疾病。

3 使用激素类药物,一定要严格遵医嘱;不能大剂量或长期全身使用;牢记规范减量和撤药。

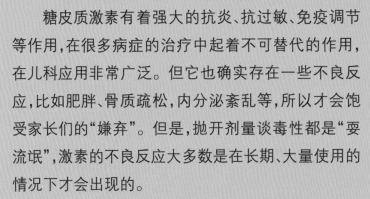

志玲博士聊聊天)))

　　糖皮质激素有着强大的抗炎、抗过敏、免疫调节等作用,在很多病症的治疗中起着不可替代的作用,在儿科应用非常广泛。但它也确实存在一些不良反应,比如肥胖、骨质疏松,内分泌紊乱等,所以才会饱受家长们的"嫌弃"。但是,抛开剂量谈毒性都是"耍流氓",激素的不良反应大多数是在长期、大量使用的情况下才会出现的。

　　可怕的不是激素,而是那些打着"无激素"的幌子偷偷往产品里加激素的东西。"一用就见效,效果还很好",说"没加激素",你信吗?

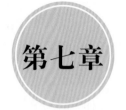

第七章　志玲博士用药锦囊

●------ 第 31 节　锦囊 1：怎样看懂药品说明书 ------●

药品说明书就像是药品的身份证，它包含了药品名称、规格、用法用量、不良反应、禁忌等多项内容。如何正确地阅读说明书并合理用药是一个非常重要的问题，那具体应该如何看呢?

儿童药说明书重点项目

1. 药品名称和成分：药物包装或药品说明书上一般都列出了药品的通用名称、商品名称、英文名称和汉语拼音，在有关的药物手册上还列出了药品的别名。通用名称指在全世界都可通用的名称，如对乙酰氨基酚、头孢拉定等，一种药物只有一个通用名称。许多生产厂家或企业给自己的产品注册一个商品名称，用于宣传，只要通用名称相同就属同一种药品，不可同时服用，否则会重复用药，加大不良反应。别名是曾使用的人们习惯的名称，例如对乙酰氨基酚的别名"扑热息痛"。但商品名则可因生产厂家不同而有若干个。从商品名上一般看不出药品的主要成分，所以，吃药时不能只知商品名，而应清楚药品的通用名，这样才可以避免重复用药导致的药物过量或不良反应。

看清成分可以帮助我们了解含有哪些药品，还可以避免过量服用药物。

2. 适应证：是指本药品可以用于治疗、预防哪些疾病，缓解哪些症状等，也就是说可以用于做什么。

3. 用法用量：包括服药方法、服药时间、用量以及服药频次。注意泡腾片不能直接吞服,应先将一次用量的药片放入半杯凉开水或温开水中(100～150毫升),待药片完全溶解或气泡完全消失后,摇匀服用。如果直接将泡腾片放入嘴里吞服,可能会有窒息的风险。用量方面,要注意儿童不同年龄体重的剂量。

4. 不良反应:"不良反应"一栏并非越简单越安全。有些药品研究相对透彻,说明书中会罗列上市以来及上市前所有的药品不良反应,有些人就会认为药品不良反应很多而不敢用药。其实,药物不良反应因人而异,并非所有人都会出现说明书上的不良反应。反而有些药物的说明书写得非常简单,其实是研究还不够充分,并不一定安全。

"饭前服""饭后服""顿服""必要时服"等术语

睡前服是指睡前 15～30 分钟服用;空腹服是指饭前 1 小时或饭后 2 小时服药;顿服不是指每顿饭后服药,是指把一天的用药量一次性服下;一天三次不是指三餐前后,严格来说指每隔 8 小时服用一次,如果严格遵守有困难时,可根据医生或药师的建议适当调整服药时间。此外,餐前服是指餐前 30 分钟左右服药;餐后服是指餐后 15～30 分钟左右服药;餐时服是指进餐过程中服药;必要时服是指疾病急性发作时服药。

"禁用""忌用""慎用"是什么意思

"禁忌证"项下经常会出现"慎用""忌用"和"禁用"等提示,三者的含义大不相同,我们必须要掌握和了解。

1. 禁用:"禁用"是最严厉的警告,是指禁止使用,某些病人如使用该药会发生严重的不良反应或中毒。如对青霉素过敏的病人就应禁用青霉素,否则将引起严重的过敏反应,甚至死亡。所以,凡属禁用的药品,绝不能抱侥幸心理贸然使用。

2. 忌用:意义介于禁用和慎用之间,是指不适宜使用或应该避免使用该药品。

3. 慎用:提醒患者用药时要谨慎,并不是不能用,但是使用后要密切观察,一旦出现不良反应立即停药。通常小儿、老人、孕妇以及心脏、肝脏、肾脏功能不好的患者因为体内药物的代谢功能(包括解毒、排毒)较差,所以,机体对某些药物可能出现不良反应,故不要轻易使用。但慎用并不等于不能使用,当家长遇到提示"慎用"的药品时,应当咨询医生或药师后使用为好。

总结一下，药品说明书里的危险性：禁用＞忌用＞慎用；"慎用"是说必要服用时随时观察；"忌用"是说很可能带来不良后果；"禁用"是说肯定会带来不良后果。

"有效期""遮光"是什么意思

药品说明书上的"有效期"是指药品在规定的贮存条件下，能保持质量的期限，药品的有效期并不等于保险期。药品开封或者保管不当，即使在有效期内，也可能引起药品变质失效。一般滴眼液、口服糖浆剂等液体制剂，开启后应在2～4周内使用，开封时需标明药品的开封日期。

"遮光"，指用不透光的容器包装，例如棕色容器或黑纸包裹的无色透明、半透明容器；"阴凉处"，指不超过20℃；"凉暗处"，指避光并不超过20℃；"冷处"，系指2～10℃；"常温"，指10～30℃，凡贮藏项未规定贮存温度的系指常温；除另有规定外，生物制品应在2～8℃避光贮藏。

生物制品类包括胰岛素类药品是绝对不能冷冻的，冷冻可导致蛋白质变性，使药品失效；糖浆类如止咳糖浆、抗过敏糖浆、外用的乳膏也不能放入冷冻层保存，因为大部分糖浆在过低的温度下，都可能会降低药物的溶解度，使有效成分溢出而导致药效降低；而乳膏剂在温度过低时，则可引起水油分层，影响乳膏的均匀性与药效等。这些药只能在室温下保存。

治疗发热的药物

可常备布洛芬和对乙酰氨基酚。世界卫生组织推荐的儿童退热药只有两种——布洛芬（常见有美林）和对乙酰氨基酚（常见有泰诺林），这两种退热药都是很安全的药物，不良反应发生率很低。布洛芬可间隔 6～8 小时重复使用，每 24 小时不超过 4 次。但需要注意的是，布洛芬用于退热镇痛的最小月龄为 6 个月，6 个月以下患儿不应该使用。6 月龄以下的孩子发热时需要特别注意，如果孩子月龄大于 2 个月，可以用对乙酰氨基酚（1 岁以下需遵医嘱），可间隔 4～6 小时重复使用，每 24 小时不超过 5 次；2 月龄以下的婴儿发热都要去医院看医生，不建议自行服用退热药物。

治疗咳嗽、鼻塞的药物

可常备生理性盐水鼻腔喷雾，用来湿润鼻腔、清洗鼻腔并稀释鼻涕，使之容易流出来，缓解宝宝的不适。如果鼻塞症状影响睡眠，2 岁以上的孩子可在医生指导下使用盐酸羟甲唑啉滴鼻剂，以收缩血管，减轻鼻腔充血和水肿。但注意，使用羟甲唑啉一般不要超过 3 天，否则停药后可能出现反跳性鼻塞。

咳嗽应根据引起咳嗽的原因进行治疗，严重咳嗽或长时间咳嗽应该去医院查明原因。祛痰药在儿童中使用的收效没有足够证据说明，不建议家庭常备止咳化痰药。

抗过敏药物

可常备西替利嗪滴剂（杰捷、仙特明等）或氯雷他定糖浆（开瑞坦）。西替利嗪可用于 6 月龄以上婴儿，氯雷他啶可用于 2 岁以上幼儿。

不推荐把氯苯那敏（扑尔敏）作为抗过敏药的首选。另外推荐皮肤外用药炉甘石洗剂，可外用于湿疹以外病因的止痒。

第七章

志玲博士用药锦囊

135

止泻药物

可常备口服补液盐Ⅲ。无脱水和轻度脱水的腹泻患儿可在家中治疗,尽快口服足够的口服补液盐Ⅲ(博叶)以预防及纠正脱水,补充丢失的水电解质,因为腹泻引起的脱水比腹泻本身更可怕。

如果宝宝平时营养状态正常,饮食均衡,急性腹泻多在1星期内痊愈,无需补锌。相反,如果孩子平时营养欠佳,腹泻已持续超过1周,推荐给予补锌治疗。6月龄以上患儿每天补充锌元素20毫克(元素锌20毫克相当于硫酸锌100毫克,葡萄糖酸锌140毫克),共10天。

通便药物

可常备开塞露和乳果糖。宝宝多是功能性便秘,原因有多种,如饮食不合理、没受到科学排便训练、心理因素等。首先可调整饮食和排便习惯,每天适度运动,还可绕着肚脐顺时针揉肚子。如果调整之后仍然不能改善便秘症状,这时才考虑使用开塞露和乳果糖。

开塞露的有效成分是甘油,属于刺激型泻药。短期使用相对安全,长期使用很可能会使宝宝对其产生依赖性,形成没强烈刺激就不肯排便的习惯。如果没有开塞露,也可以临时用量肛门温度的电子温度计替代,记得在温度计上涂上橄榄油后再缓缓插入肛门。

乳果糖是人工合成的双糖,可在结肠中转化成有机酸,刺激结肠蠕动,常用于治疗慢性功能性便秘。人体基本不吸收,比较安全。

外伤药

孩子活泼淘气,难免遭遇各种外伤,建议家中常备生理盐水或无菌蒸馏水、创可贴、无菌纱布等。还可以备一些抗生素软膏,如红霉素软膏或者莫匹罗星软膏。

若皮肤表层擦伤,轻度出血,可以用生理盐水或无菌蒸馏水轻轻冲洗受伤部位,清除污垢和血迹,压迫伤口止血,再用创可贴遮盖伤口。若皮肤伤口出血较多或者有深度的切口,要先止血,用无菌纱布按压住伤口止血,然后用生理盐水或无菌蒸馏水清洗伤口,涂抹红霉素等抗生素软膏,再用纱布包扎伤口,必要时就医处理。如果异物嵌入比较深或者异物比较大,要立即带孩子去医院处置。

一般的伤口不需要涂碘伏等消毒剂,特别强调不推荐红药水、紫药水和双氧水。

红药水含有汞离子,使用过多可能引起汞中毒,一些对汞过敏的人还会引发接触性皮炎。同时切记,红药水不能与碘酒一起使用,这是因为红药水中的红溴汞与碘酒中的碘相遇后,会生成剧毒物质碘化汞。紫药水有一定的潜在致癌性,不推荐用于伤口消毒。双氧水对皮肤刺激过大,也不推荐。

皮肤外用药

可常备氧化锌软膏、炉甘石洗剂、红霉素软膏或莫匹罗星软膏、地奈德乳膏等,可根据宝宝的具体情况选择性备用。

若家有小宝宝,可备氧化锌软膏外用治疗尿布疹;红霉素软膏或莫匹罗星软膏外用抗菌;地奈德乳膏是弱效激素,可以备一支来缓解蚊虫叮咬的瘙痒或用于轻微湿疹的治疗。

志玲博士用药锦囊

第 33 节　锦囊 3：不建议、没必要以及可以淘的"海淘"药

海淘药有哪些风险

1. 语言不通，说明书成天书：海淘药无中文说明书，很多家长看不懂海淘药物的德语、日语、韩语等说明书，因此对药品的用法、成分、适应证、适用人群、疗效等各方面都不了解。对于肝肾功能尚不完全，解毒能力差的儿童，很可能因为过量使用药物而造成药物中毒，如果发生问题，医院在处理上也存在许多困难。

在国外，尤其是在日本，部分药品直接摆放在药妆店，周围可能充斥着各类生活用品或化妆品，因此大大降低了购买者对这类儿童药品的警惕性。

2. 各国单位不同，剂量千差万别：很多人往往只看到了包装说明上的阿拉伯数字，而忽视了后面紧跟的剂量单位，国外使用的单位很可能和中国不一样，这也是容易导致海淘药使用错误的原因之一。而且由于各国情况的差异，药物说明书上的指导建议也存在差异。

3. 海淘药若出问题，维权难：很多药品对存储、运输、保存等有特殊的要求，在海淘过程中，普通物流和快递难以达到相关条件，而且面对众多的海淘商家，家长根本无法区分药品究竟是国外原购还是假药、劣药。此外，海淘属于跨境交易，同时物流环节十分复杂，家长们在维权时会面临语言不通、责任不清、维权的成本过高等阻碍。

4. 价格昂贵，质量却不成正比：海淘药除了贴有"神药"的标签之外，价格昂贵也是它的一大特色，也正因为价格昂贵，迎合了消费者"越贵越好"的心态，有些微商在利益的驱动下甚至随意更改日期，出售快要到期的药品，掺杂使假等，这都令孩子使用海淘药的风险难以预估。

5. 海淘成人药，儿童不宜：儿童不是小大人，不能随意参照成人的标准用药。家长在给孩子用药前，要认真阅读药品说明书的各项内容，对无中文标识的海淘成人药品或保健品，坚决不能给孩子使用。对没有明确规定儿童禁用的药品，则需要在医生或药师指导下选用适宜的剂型和剂量，并在孩子服药期间注意观察，监测用药效果或可能发生的不良反应。

6. 海淘保健品，儿童不推荐：盲目给儿童服用保健品（补品），有时不仅无益，还可能带来严重的危害。某些保健品含有激素或类激素成分，长期服用会促使儿童性早熟；一些含多种氨基酸、维生素及微量元素的保健品及补剂，往往含糖分太高，长期服用易导致儿童龋齿、厌食、肥胖及各种营养过量或不平衡等。

不建议海淘的药

下面这些药不仅没有特殊疗效，还可能出现不良反应。

1. 紫草膏：讲真的，紫草膏已经被吹成了万能神膏，蚊虫叮咬、皮肤皲裂各种情况号称都能用。但是美国食品药品管理局（FDA）已经发布了关于紫草口服可以引起肝脏损伤的警告，并且要求紫草膏不能用于破损皮肤，以免增加局部吸收。因此，对于婴幼儿、孕妇以及肝脏功能不全者，建议慎用或者不用紫草膏。

2. 无比滴：无比滴也是这几年很火的，但是儿童版的无比滴里面含有 2% 的苯海拉明。苯海拉明是一种抗组胺药，抗组胺药可能使皮肤对日晒敏感，导致接触性皮肤过敏，所以应该避免常规使用外用抗组胺药。

3. 日本的面包超人系列：日本的面包超人，据说效果特别好，又是非处方药，随手就能在日本街边的药店买到。但是，旧版蓝色超人中含有可待因，这类成分在我国被明令禁止用于 18 岁以下儿童。日本在 2019 年起停止售卖旧版蓝色超人，在去除可待因后，还在包装上标示了 12 岁以下禁用的字样，但是成分和国内的普通儿童止咳药没有明显不同。而其他颜色的面包超人，多是复方药，不小心就可能给宝宝重复用药，造成不良反应翻倍。因此，完全不必要冒这样的风险。

4. 美国无糖 Delsym 止咳药：这款药物主要成分是右美沙芬，有抑制呼吸的风险。说明书上也明确写着小于 4 岁的儿童不能使用，但是很多家长会忽视，选择给两三岁的孩子止咳。

5. 德国诺华 Otriven 婴儿感冒鼻塞专用滴鼻液：这款滴鼻液的主要成分是赛洛唑啉，存在一定安全隐患。短期内使用可能会有很好的疗效，但是长此以往不仅会产生依赖性，更会出现流鼻血或是加重鼻炎的不良反应。此外，国内建议 3 岁以下儿童不要使用此类成分，3 岁以上也应该在医生指导下使用。

有些药其实可淘可不淘，国内有类似的药物

1. 德国 Prospan 小绿叶：小绿叶的主要成分是常青藤的提取物，宣传主打"全草本"。该药的确有一定的作用，但是效果并没有传得那么神奇，此外，里面还含有部分酒精。

它采用顺势疗法原理，一方面，美国食品药品管理局（FDA）对于顺势疗法药品的安全性和有效性并不进行评估审查；另一方面，顺势疗法药品里面有些会含有重金属，有些则含有高剂量的酒精，有数据表明，仅在 2012 年，美国就有超过 10 000 例的和使用顺势疗法产品有关的中毒事件，而很大一部分是发生在 5 岁以下的儿童身上。

2. 德国诺华 Nurofen 退热果汁、Hexal Paracetamol 婴儿宝宝退热 PP 栓、澳大利亚 Panadol 感冒退热止痛液：这些药或是味道做得好，或是外包装精致，但是在成分上和国内同类药并无不同。因为在全世界的退热领域，世界卫生组织（WHO）只推荐对乙酰氨基酚和布洛芬。

3. 美国 Little Remedies 西甲硅油滴剂、美国小鼻子盐水滴鼻水：这些药在国内也有成分、效果类似的，没必要冒着各种风险购买。

可以海淘的药

这些药相比较国内而言有一定优势，经济条件好的家庭可以选择购买，但是一定要确保弄明白说明书的内容，按说明书使用，必要时咨询医生或药师。

1. 德国 Oralpaedon240 电解质水、美国 Pedialyte 口服补液盐：电解质水和补液盐是孩子的必备药，主要用于预防和治疗脱水。在国内找不到类似甜味的药品时，是一个不错的选择。但是，Pedialyte 含有甜味剂，官网也建议 1 岁以下的孩子在医生的指导下服用。

2. 加拿大 Ddrops 维生素 D_3：推荐母乳喂养的孩子在出生几天后就开始每天补充维生素 D。这款滴剂不仅能吃很久，操作也方便，每次滴 1 滴就好。但是，平时需要注意避光，开封后一般最多使用一个月。

3. 德国 Ferrum Hausmann 婴儿补铁滴剂：缺铁的孩子需要在医生指导下服用铁剂，但大多数铁剂都有一股难闻的铁锈味，德国的这款是香草奶油味的，对胃肠道的刺激也小。

理性对待海淘药

家长在海淘药物之前,一定要多问自己几个为什么——我是否已经明确这种药物的成分、用法用量、不良反应(副作用)？这种药物用于孩子是不是安全的？国内有没有和这种药物类似的替代品？在购买之前,还要看一下说明书和有效期,和儿科医生或药师确认后再使用。

志玲博士用药锦囊

附录1 中国0~3岁男童身长、体重百分位曲线图

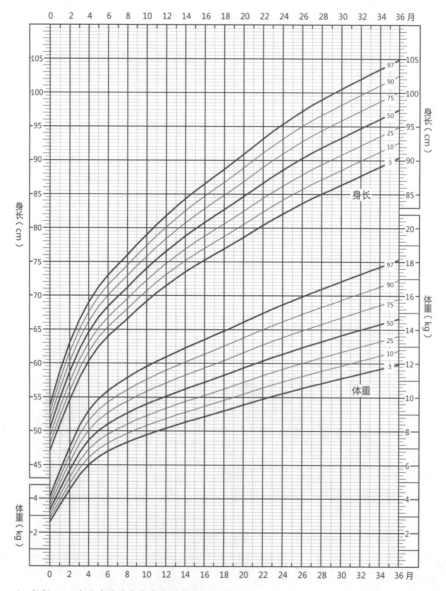

注：根据2005年九市儿童体格发育调查数据研究制订。
参考文献：李辉,季成叶,宗心南,等.中国0~18岁儿童、青少年身高、体重的标准化生长曲线
[J].中华儿科杂志,2009,47(7)：487-492.
通常落点在3%~97%属于正常范围,低于3%或者高于97%时需要关注,具体请咨询医师。

附录 2 中国 0~3 岁女童身长、体重百分位曲线图

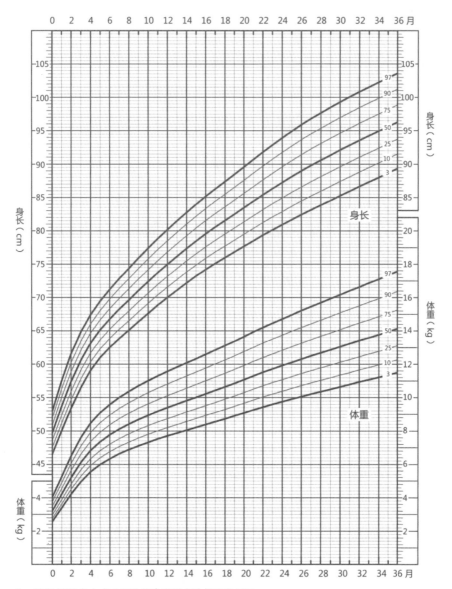

注：根据 2005 年九市儿童体格发育调查数据研究制订。
参考文献：李辉,季成叶,宗心南,等. 中国 0~18 岁儿童、青少年身高、体重的标准化生长曲线
[J].中华儿科杂志,2009,47(7)：487－492.
通常落点在 3%~97% 属于正常范围,低于 3% 或者高于 97% 时需要关注,具体请咨询医师。

附录 3　中国 2～18 岁男童身高、体重百分位曲线图

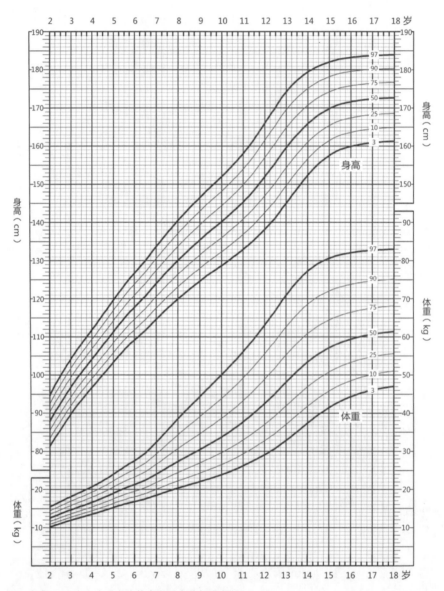

注：根据 2005 年九市儿童体格发育调查数据研究制订。

参考文献：李辉，季成叶，宗心南，等.中国 0～18 岁儿童、青少年身高、体重的标准化生长曲线 [J].中华儿科杂志,2009,47(7)：487-492.

通常落点在 3%～97% 属于正常范围,低于 3% 或者高于 97% 时需要关注,具体请咨询医师。

附录 4　中国 2～18 岁女童身高、体重百分位曲线图

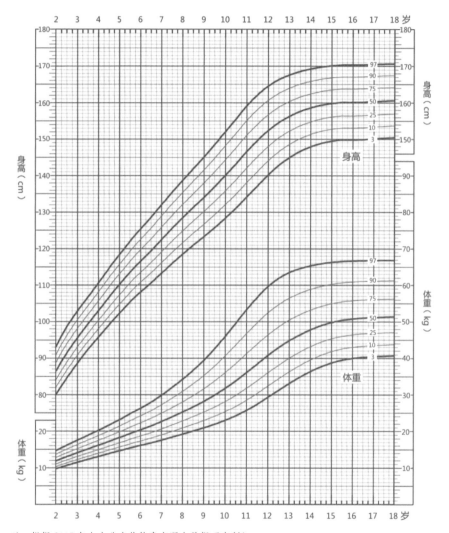

注：根据 2005 年九市儿童体格发育调查数据研究制订。

参考文献：李辉,季成叶,宗心南,等.中国 0～18 岁儿童、青少年身高、体重的标准化生长曲线[J].中华儿科杂志,2009,47(7):487-492.

通常落点在 3%～97% 属于正常范围,低于 3% 或者高于 97% 时需要关注,具体请咨询医师。